AF318975

DÉPÔT LÉGAL
Rhône
N° 10
1912

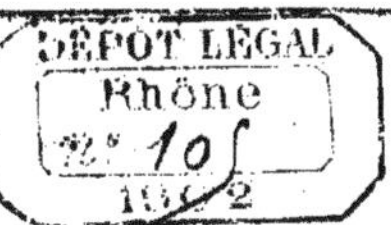

Dr Marius BÉRAUD

Essai

sur la Psychologie

du

Tuberculeux

Phtisis facies sympathica.

LYON. — IMP. A. REY

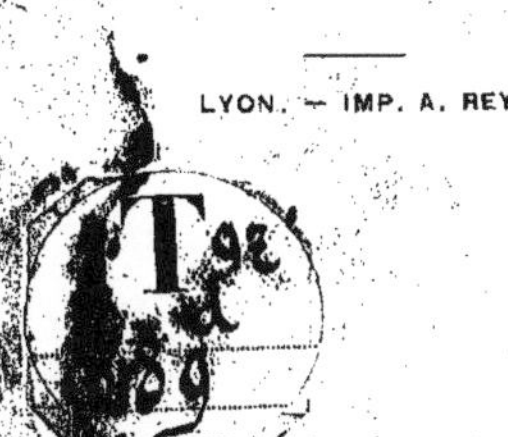

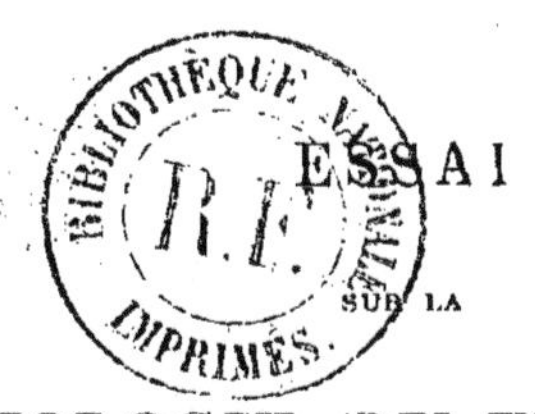

ESSAI

SUR LA

PSYCHOLOGIE DU TUBERCULEUX

Td 9⁻
180

ESSAI

SUR LA

PSYCHOLOGIE DU TUBERCULEUX

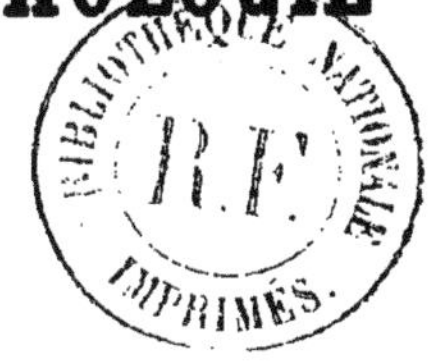

PAR

Le Dr Marius BÉRAUD

Phtisis facies sympathica.

———

LYON

A. REY & Cie, IMPRIMEURS-ÉDITEURS DE L'UNIVERSITÉ

4, RUE GENTIL, 4

1902

A MON GRAND-PÈRE

A MA MÈRE, A MON PÈRE

A MA SŒUR

A TOUS CEUX QUI ME SONT CHERS

BIBLIOTHÈQUE NATIONALE
R.F.

A mon Président de Thèse

M. LE PROFESSEUR TEISSIER

Professeur de Pathologie interne,
Médecin honoraire de l'Hôtel-Dieu,
Membre correspondant de l'Académie de Médecine,
Chevalier de la Légion d'honneur.

BIBLIOTHÈQUE NATIONALE
R. F.
IMPRIMÉS

A cette date qui marque la fin de mes années d'étudiant et l'aurore d'une vie nouvelle pleine de responsabilités et d'inconnu, restera lié le souvenir d'une émotion bien légitime.

Les pages que je soumets à l'indulgence de mes examinateurs représentent de simples « impressions ».

De ces impressions, vagues et confuses, j'ai essayé de faire des idées. Mais la tâche était bien lourde. Ce sujet, pour faire une monographie scientifique et intéressante, exigeait un temps et une expérience que ma jeunesse ne pouvait lui consacrer.

Et si ces pages ont le faible mérite d'être personnelles, ce titre même leur vaut de nombreux défauts : nul plus que moi n'y sera sensible.

Je n'oublierai jamais l'amabilité avec laquelle M. le professeur Teissier a bien voulu accueillir cette thèse. En me faisant l'honneur de la présider, il y joint l'autorité flatteuse de son nom. Je le prie d'agréer l'hommage de mon respectueux dévouement et de ma plus vive gratitude.

Je suis heureux de remercier M. le professeur agrégé

Roque qui a eu l'obligeance de me donner quelques conseils.

MM. les Drs Dumarest et Jonnart m'ont réservé au Sanatorium d'Hauteville, une gracieuse hospitalité pour laquelle je suis heureux de leur exprimer mes très sincères remerciements. Je conserverai de ce séjour le plus charmant souvenir.

Merci aux malades et aux médecins français et étrangers qui ont bien voulu répondre à mes « interviews » avec un si aimable empressement.

Merci enfin à toutes les personnes dont j'ai pu apprécier la sympathie affectueuse si réconfortante, si précieuse aux heures grises d'Ecole.

13 janvier 1902.

INTRODUCTION

Certaines affections modifient profondément l'état mental du malade et lui donnent une physionomie spéciale, caractéristique, vite reconnue, qui peut tenir une place importante dans la symptomatologie générale. On peut décrire un état d'âme particulier au dyspeptique, à l'albuminurique, au nerveux, à l'urinaire, etc.

Chacun de ces malades prend une expression particulière qui le distingue des autres, et donne aux porteurs de la même affection, malgré leurs variétés individuelles, je ne sais quel « air de famille » qui les rapproche.

La tuberculose, plus peut-être que les autres maladies, retentit sur la vie psychique du tuberculeux et sur son état d'âme, imprime à ses traits « quelque chose » de personnel, d'inoubliable, qui l'empêche de ressembler aux autres malades et fait de lui « le poitrinaire ».

Bien que son histoire soit très pauvre en bibliographie, certaines particularités de cet état d'âme sont connues de tout le monde, des médecins et du public : l'*optimisme* a été signalé depuis longtemps par tous les auteurs, et ce mot s'associe presque involontairement à l'idée de tuberculose.

Dans la littérature, la psychologie du tuberculeux a été traitée, ou plutôt effleurée, plus d'une fois. Le « poitrinaire » a joui longtemps d'une vogue réaliste ou sentimentale.

Mais, dans la réalité, y a-t-il une psychologie du tuberculeux[1] ?

A première vue, une étude de ce genre peut paraître un simple exercice d'abstraction et d'imagination dépourvu de toute application pratique et de toute observation clinique. « La psychologie ordinaire, dit Renan, ressemble trop à cette littérature qui, à force de représenter l'humanité dans ses traits généraux et de repousser la couleur locale et individuelle, expira faute de vie propre, d'originalité ».

En effet, il n'y a pas de maladies, il y a des malades ; il n'y a pas *un* tuberculeux, il y a *des* tuberculeux. La maladie, a dit quelqu'un, est une expérience sur l'homme sain : chacun est malade, souffre, réagit à sa manière suivant ses états antérieurs, suivant son caractère, suivant sa personnalité.

Et cela nous laisse prévoir que cette étude sera difficile : il faudra tenir compte de nuances individuelles parfois impossibles à déterminer, il ne faudra pas demander au tuberculeux des contours précis et des traits fortement en relief, il ne faudra pas chercher une précision et une généralisation schématiques qui sont loin d'exister dans la réalité.

---

[1] Pour le titre de tuberculeux nous comprendrons uniquement le tuberculeux pulmonaire, le poitrinaire.

La psychologie du tuberculeux est l'ensemble de réactions psychiques provoquées chez *un* malade par *certains* états pathologiques.

Dans cette étude, nous ne perdrons pas de vue ces deux facteurs : le malade, l'état pathologique.

Mais nous verrons que si l'état psychique varie pour chaque malade, il varie aussi pour chaque état organique et que, en regard de chaque modalité psychique on peut inscrire une modalité organique.

Nous diviserons ce travail en deux parties :

La *première partie* sera consacrée à l'observation des faits et à la documentation. Nous suivrons le tuberculeux à chaque étape, à chaque épisode de sa vie. En regard des incidents et des oscillations de l'histoire de sa maladie, nous inscrirons les incidents et les oscillations de sa vie psychologique.

La *deuxième partie* sera réservée à l'étude synthétique de ces observations. A propos de chaque modification psychique nous essayerons d'établir ce qui appartient à la maladie et ce qui appartient au malade. Nous chercherons la pathogénie des faits observés, nous concluerons enfin s'il y a oui ou non une psychologie du tuberculeux et quelles sont les applications thérapeutiques que le médecin peut en tirer.

ESSAI

SUR LA

PSYCHOLOGIE DU TUBERCULEUX

PREMIÈRE PARTIE

CHAPITRE PREMIER

LE TUBERCULEUX « QUI NE SAIT PAS »

La tuberculose a le début insidieux et obscur de la plupart des affections chroniques. Si on laisse de côté es cas peu fréquents où la maladie s'annonce par une poussée aiguë ou par des symptômes bruyants, les premiers symptômes (qu'on pourrait réunir sous le nom de « petits signes de la tuberculose » par analogie avec les « petits signes du brightisme ») s'installent peu à peu, silencieusement, très vagues et presque toujours inaperçus. Souvent extra-pulmonaires, ils ne peuvent avoir de ce fait, aux yeux du jeune malade, aucun rapport avec la « maladie de poitrine » : le sujet se plaint de palpitations, de troubles dyspoptiques, il a perdu l'appétit, il transpire la nuit, il a « les jambes faibles » et s'essouffle facilement; depuis quelque temps il a maigri, il a pâli, il a perdu ses forces « sans savoir pourquoi ».... et *sa famille s'est inquiétée* à son sujet.

Notons, en passant, ce point intéressant : l'entourage remarque, s'inquiète, a des craintes avant le malade, et c'est souvent parce que celui-ci est conseillé, poussé par ses parents ou ses amis, qu'il se décide à aller consulter un médecin.

A cette période encore incertaine, les erreurs de diagnostic sont faciles. Le médecin consulté soupçonnera peut-être la cause réelle de ces troubles, alors même que l'auscultation ne lui fournisse aucun signe positif, mais, neuf fois sur dix, il gardera pour lui ce diagnostic de probabilité et mettra les symptômes sur le compte d'une dyspepsie ou d'une « anémie » plus ou moins vagues.

Cependant, la maladie évolue, les symptômes se précisent et se localisent. Un jour, une bronchite se déclare, et c'est l'éternelle histoire du « rhume négligé », d'abord « sans importance », n'empêchant pas le malade de se livrer à ses occupations habituelles, mais qui ne veut pas guérir, qui « traîne », « qui n'en finit plus », qui le fatigue par sa persistance. Puis, c'est une « extinction de voix », c'est un point de côté ; enfin, c'est la toux, cette toux pleurétique du début, sèche, courte, tenace, si pénible à entendre. Il n'est pas rare à cette période de voir l'entourage faire lui-même le diagnostic de tuberculose, considérer le malade comme « sérieusement atteint » et chuchoter derrière lui le mot de « poitrinaire ». Cependant l'intéressé ne s'aperçoit de rien, il prend son rhume « en patience » ; si on se trouve en hiver, il l'attribue à la mauvaise saison et attend le printemps, convaincu que « les beaux jours emporteront cela ». Et le printemps, les beaux jours

reparaissent, l'été se passe et le malheureux continue
à tousser.

> . . . . Sa santé
> Est bonne. Il tousse un peu [1] . . . .

On peut rencontrer déjà à cette période des timorés
et des pessimistes qui s'observent avec beaucoup de
soin et, pris d'une inquiétude légitime ou même exagérée, courent chez leur médecin à la première alerte.
Mais ceux-là sont rares.

Le médecin qui les examine entend des craquements
dans leurs sommets, trouve quelquefois des bacilles
dans leurs crachats, mais, pour ne pas les effrayer, prononce le mot inoffensif de « bronchite » et les renvoie
avec ce charitable mensonge et de belles promesses.
L'entourage, presque toujours averti et imbu des
mêmes principes, abonde en ce sens, et « pour ne pas
détruire leurs illusions », cache sa pitié émue sous un
mensonge de tous les instants. Si, par extraordinaire, le
tuberculeux conserve quelques doutes sur son état,
ces doutes disparaissent vite devant l'empressement
habile de ceux qui le soignent à lui démontrer qu'il n'a
« absolument rien ». On est surpris de le voir rester
impassible en présence de symptômes, l'hémoptysie,
par exemple, dont l'impression est pourtant si forte. Il
ne songe pas à s'étonner de la sévérité d'un traitement
complètement disproportionné avec une simple « bronchite ». Il accusera seulement son médecin de « pessimiste » et trouvera qu'il fait « beaucoup d'embarras
pour un simple rhume ». Plus tard, au contraire, quand
il verra son affection rebelle à tous les traitements,

[1] L'*Aiglon*, acte I, sc. I.

il accusera le médecin d'ignorance, d'inintelligence, essayera les médications les plus contraires, et se soignera finalement « à sa guise », se traitera « par le mépris », criant partout que « les docteurs ne comprennent rien à son mal ».

S'il s'inquiète, ce sera à cause de symptômes isolés, mais sans se douter jamais de la relation qui les unit à son affection. Il se plaindra de ses sueurs, de sa dyspnée, de sa toux, de ses vomissements, de sa diarrhée, etc., attachant à chacun pris à part une importance capitale : « Si je ne transpirais pas la nuit, je serais le plus heureux des hommes. » — « Si ma toux s'arrêtait quelques jours, je serais vite guéri ! »

Deux autres faits sont à signaler à propos des symptômes : sa tendance à les atténuer et à les expliquer.

1°) Il les atténue. Aux personnes qui s'informent de sa santé, il répond habituellement : « Je vais bien » ou « je vais mieux ». Il prétend tousser moins souvent, son expectoration est moins abondante, il « reprend des forces », etc.

Du reste, il ne doute pas un seul instant de sa guérison ; les plus pessimistes sont ceux qui disent : « J'en ai pour longtemps ! »

2°) Il les explique. — Le tuberculeux n'est jamais embarrassé pour trouver la cause d'un symptôme, et son imagination est riche en interprétations. S'il tousse, c'est parce qu'il a froid aux pieds, parce qu'il fume, parce que le temps « est humide ». Il attribue sa fièvre à l'excitation de la journée, à la fatigue, à « des visites qui l'ont fait parler trop longtemps », etc.

Et non seulement le poitrinaire ne sait pas, *ne voit*

pas qu'il est poitrinaire, mais souvent même il n'aime pas entendre parler de sa maladie. Il se défend, montre bien qu'il n'a « rien ou presque rien » — « Je tousse un peu, mais quoi ! comme toutes les personnes qui ont la poitrine délicate !... A part cela, je suis fort, je mange bien, *jamais je ne m'étais si bien porté !* »

Paroles incroyables qui contrastent tristement avec l'amaigrissement lamentable de leur corps, avec leur facies creusé, ravagé, où le diagnostic est écrit en toutes lettres, visible pour tout le monde, excepté pour eux.

Et je ne puis penser à cet optimisme, à cet aveuglement étranges, invraisemblables, sans avoir devant les yeux un de mes camarades mort tuberculeux il y a trois mois et qui, irrémédiablement perdu, secoué à chaque instant par d'effrayants accès de toux, me disait en riant : « Hein ! ça sonne ! on voit bien que ce n'est pas la toux d'un poitrinaire !... »

Optimiste, le tuberculeux que nous venons de décrire le restera jusqu'à la fin. C'est lui qu'on rencontrera dans le Midi, dans les villes d'eaux, promenant avec sa « bronchite chronique » son visage souffrant et résigné et son regard étincelant de fièvre, ce beau regard de poitrinaire, agrandi d'un cercle mauve, chargé d'une langueur troublante et indéfinissable, où se lit la sérénité confiante de son âme, l'éternel, l'indestructible espoir de la guérison.

Et ce mirage consolant, pénible seulement pour l'entourage, le conduit insensiblement, doucement et sans secousse jusqu'au tombeau.

CHAPITRE II

LE TUBERCULEUX « QUI SAIT »

Le malade peut apprendre qu'il est tuberculeux de deux manières :

1° Par la révélation de son médecin ou d'un tiers ;

2° Indirectement par déduction personnelle à la suite de certains symptômes : hémoptysie, toux, etc.

En réalité, ces deux circonstances se réunissent souvent : le tuberculeux soupçonnait sa tuberculose et la déclaration du médecin n'a fait que confirmer ses doutes.

Quel que soit le cas considéré, l'état d'âme du phtisique « qui sait » est sensiblement le même.

Un préjugé consacré par un usage de tous les temps enseigne partout qu'il faut cacher au tuberculeux le nom et la gravité de son mal. Son ignorance et son illusion sont choses providentielles et sacrées, les conserver est un devoir, vouloir y toucher serait presque une action criminelle.

Or, non seulement cet usage a les conséquences les plus fâcheuses au point de vue thérapeutique, mais encore, presque toujours, il repose sur une idée absolument fausse. On exagère trop l'effet du diagnostic de tuberculose sur l'esprit du malade. On se figure trop que son bonheur est étroitement lié à son illusion et à son ignorance, et que, du jour où il entend prononcer le mot de « tuberculose » sa guérison est sérieusement compromise, et qu'il est irrémédiablement condamné à une vie malheureuse, désespérée, sans horizon, pleine d'angoisses et de découragements.

« A quoi bon l'effrayer ! » Pénétré de ces idées généreuses, l'entourage n'a pas de préoccupation plus vive que le « moral » du malade, il s'empresse autour de lui pour le rassurer, le réconforter, le tromper, pour augmenter encore l'épaisseur et l'opacité du bandeau qu'il porte naturellement sur les yeux. Obéissant au même sentiment, les médecins ont pris l'habitude du mensonge réconfortant, ils ont demandé à la complaisance des termes scientifiques, des synonymes peu compromettants, inconnus au malade, permettant de parler de ses poumons sans éveiller sa défiance ; ils ont parlé de bacillose, de phymatose, de bronchite du sommet, d'induration, de congestion, de ramollissement et de spelunques, de bacillaires et de cavitaires. Dans l'armée, la tuberculose est devenue le n° 26 *b*. Je me rappelle un chef de service à l'hôpital qui se fâcha un jour pour avoir entendu le mot de tuberculose au lit d'un malade : « Ici, il n'y a pas de tuberculeux, il n'y a que des bacillaires. »

Cette attention est certainement louable et généreuse. « L'espérance de guérir, a dit Voltaire, est déjà la moitié de la guérison. » L'illusion est un bienfait précieux pour le poitrinaire, elle lui permet d'éviter le long calvaire de sa maladie et d'arriver au tombeau le sourire sur les lèvres.

Mais, outre qu'un malade apprend souvent la vérité,

quelles que soient les précautions de ceux qui l'entourent, il serait bon aussi de ne pas exagérer ce sentimentalisme qui a souvent très peu de rapport avec la réalité. « Je puis affirmer à mes confrères, disait Grancher à l'Académie de médecine, qu'ils exagèrent beaucoup l'impression qu'ils produisent en prononçant le mot de tuberculose devant un malade [1]. » Dans la réalité, en effet, on n'observe jamais ou presque jamais cette anxiété dramatique et fatale qu'une convention romanesque prête aux phtisiques. D'ailleurs, la révélation n'est presque jamais brutale, le médecin emploie tous les les ménagements et toutes les atténuations qui sont d'usage quand on annonce un malheur et qu'on veut en amortir l'effet : ce sont des formules vagues, puis de plus en plus claires et devenant enfin une vérité nette. Mais le terrible mot « lâché », le médecin est souvent étonné de la disproportion considérable entre l'effet obtenu et l'effet attendu. « Les larmes » dont parle Grancher ne coulent pas longtemps. Les véritables douleurs sont rares et ne durent pas « C'est une de vos grandes misères ; nous ne sommes même pas capables d'être longtemps malheureux » (Chateaubriand).

A cette règle générale il y a naturellement des exceptions et on peut observer chez certains malades un accablement pessimiste, une dépression profonde dont rien ne peut les tirer et qui peuvent même, par leur intensité ou leur persistance, aggraver le pronostic, mais ce ne sont que des exceptions.

[1] Cité par Brouardel. — *La lutte contre la tuberculose*, p. 113.

Il faut tenir compte dans cet état d'âme, de la classe
sociale à laquelle appartient le malade. Les inquiets,
les anxieux s'observeront plutôt dans la classe intellectuelle habituée à plus d'analyses. L'ouvrier, au contraire,
qui n'a pas le temps de s'occuper de ses premiers
malaises, d'ailleurs facilement résigné, accepte le diagnostic avec calme et simplicité.

Nous avons interrogé sur ce sujet beaucoup de
malades, et principalement des malades de sanatorium
chez lesquels l'observation psychique est plus aisée.

Tous ont été unanimes sur cette conclusion : le
diagnostic de tuberculose ne produit pas l'impression
accablante qu'on pourrait croire. Tantôt le malade reste
complètement impassible. « J'avais beau penser toute la
journée à mes parents morts poitrinaires, me disait une
malade d'Hauteville, je n'ai jamais pu arriver à m'effrayer. » Tantôt le malade traverse une crise de tristesse
plus ou moins anxieuse mais de peu de durée, quelques
jours après « on n'y pense plus. » Les malades eux-
mêmes en font souvent la remarque et *en sont étonnés*.

OBSERVATION I

Un malade de Davos m'écrivait ceci :

« Depuis longtemps je pensais à la tuberculose ; mes antécé-
cédents héréditaires, de fréquentes hémoptysies avaient souvent
attiré mon attention sur ce sujet ; mais j'espérais encore, jusqu'au jour où voulant « en avoir le cœur net », j'allai supplier le
médecin de ma famille de me dire toute la vérité. Il me fallut,
pour en arriver là une énergie et un courage extraordinaires, et
je n'oublierai jamais avec quels terribles battements de cœur je
frappai à la porte de celui qui devait prononcer mon arrêt... Le
médecin me déclara franchement, presque brutalement, que

j'étais tuberculeux, et que si je voulais me rétablir, je devais sacrifier aussitôt ma situation, quitter la ville, etc. Le pronostic était plus sombre que je ne l'avais imaginé. Cependant, il ne m'impressionna pas beaucoup sur le moment... J'eus « le noir », pendant trois ou quatre jours, et cette fâcheuse impression fut si légère et si fugitive, si hors de proportion avec ce que j'avais craint, que je fus étonné moi-même. Je dois avouer même que ma mélancolie était due, non à la préoccupation de ma maladie, mais surtout à la pensée des sacrifices que mon traitement allait m'imposer : abandon de ma famille, de mes amis, de mes ambitions, etc...

« Ici, mes voisins tuberculeux que j'ai interrogés m'ont rapporté des impressions analogues : tous sont surpris et même inquiets de s'être senti si peu troublés au moment du diagnostic.

« J'espère que vous nous en donnerez la raison ».

OBSERVATION II

X... (sanatorium d'Hauteville), dix neuf ans, cartonnier.

« J'avais à Lyon une voisine d'atelier qui avait des crachements de sang en travaillant. Nous étions tous certains qu'elle était poitrinaire, elle seule prétendait n'avoir qu'une bronchite. Elle mourut quelques mois après.

« Vers cette époque, j'eus une hémoptysie, mais le souvenir de mon ancienne voisine ne m'effraya pas, et, quand je me rappelle ces faits aujourd'hui, je me demande comment j'ai pu être assez sot pour ne pas y penser.

« Je n'ai pas eu un seul instant cette idée que je pouvais être tuberculeux : je ne me sentais pas malade, et je me disais que les tuberculeux sont des malades épuisés, condamnés, etc... On me fit entrer à l'hôpital de la Croix-Rousse. Je ne me préoccupais pas du nom de ma maladie, mais un jour, l'interne ayant oublié son cahier sur le lit, je lus à côté de mon numéro « bacillose pulmonaire » J'appris ainsi que j'étais poitrinaire, mais cette nouvelle ne produisit pas sur moi une grande impression, je fus ennuyé quelques jours seulement, sans savoir pourquoi. Puis, je n'y ai plus fait attention. »

Dans l'inquiétude, dans l'ennui provoqués par la révélation du diagnostic, les préoccupations étrangères au pronostic de la maladie entrent pour une grande part : préoccupation du « qu'en dira-t-on », ennui de renoncer à une situation, à des ambitions, etc.

Un étudiant en médecine me disait : « Ce qui m'ennuie le plus, c'est la pensée qu'on va dire chez moi que je suis devenu tuberculeux en « faisant la noce ».

« Ce qui me rendait triste, dit un malade d'Hauteville, c'était de songer que j'allais être délaissé et tenu à l'écart par mes camarades comme un malade contagieux. »

D'autres faits résultent de notre enquête. Il arrive que le tuberculeux ne veut pas croire ce que lui dit son médecin ; confiant dans son état de santé apparent, il reste incrédule et l'accuse d'exagération.

Le premier mouvement du malade est de courir chez un second médecin, et de là chez un troisième et au besoin chez d'autres encore, jusqu'à ce qu'il rencontre la parole réconfortante qui le rassure. « Mais non, ne vous inquiétez pas, vous n'avez rien ! »

« Mon médecin a fait le diagnostic de tuberculose pour m'effrayer et me forcer à me soigner. Je n'ai rien, je le sais, mais un malade averti en vaut deux. »
(V..., élève à l'École de Santé militaire.)

OBSERVATION III

Je me rappelle un de mes camarades d'école qui partait en congé de convalescence avec le diagnostic de *bacillose* et qui prétendait n'avoir aucun soin et aucune précaution à prendre, parce qu'il n'avait « rien, absolument rien ». Nous discutâmes toute une soirée avec lui pour essayer de le convaincre, pour lui démontrer qu'il était tuberculeux et qu'il avait besoin de ménager sa santé. Je pris et analysai un à un ses symptômes, exagérant même leur signification et leur gravité pour arriver à le convaincre, mais toute notre éloquence fut inutile. A toutes nos objections il faisait la même réponse : « Qu'est-ce que cela prouve !... Si j'étais tuberculeux, je m'en apercevrais bien ! »

Signalons en passant, dans l'armée, un type original qui est loin d'être rare : le soldat *content* d'être « suspect de tuberculose » parce qu'il voit dans son titre (auquel il croit peu d'ailleurs) un inépuisable motif de congés de convalescence.

Le médecin rencontre souvent du côté de l'entourage une incrédulité et une résistance extraordinaire. « Lui poitrinaire ! mais c'est impossible !... Il n'y a pas de malades dans la famille ! » Car l'entourage du phtisique a, lui aussi, sa psychologie particulière et originale. Rien n'est surprenant comme « cet entêtement à refuser d'admettre que quelqu'un qui vous touche de près puisse subir comme les autres la loi commune ; il y a là une sorte d'amour-propre spécial, un sentiment singulier mais très réel qui vous pousse à ne pas accepter les faits qui vous gênent, comme si en les niant on les empêchait d'exister. » (Grancher.)

Enfin on peut noter ce fait étrange, paradoxal : que la déclaration nette du diagnostic soulage certains malades en les délivrant de tous leurs doutes et de toutes leurs hésitations. « Chez les craintifs, dit Da-

remberg, le soupçon du mal touche leur faible esprit
plus cruellement que le mal lui-même[1]. »

Il serait intéressant de rapprocher de cette quasi-
indifférence l'anxiété et le découragement que l'on
observe en pareil cas chez certains malades, au début
de la syphilis par exemple. Jamais chez le tuberculeux
on ne rencontre rien qui rappelle cette affliction, ces
alarmes, cet accablement, cette « angoisse syphilitique » qui pèse parfois d'un si lourd poids sur le malade
à qui on vient de dire : « Vous *l'*avez ! »

Il est des cas où le malade soupçonne sa tuberculose
et malgré les mensonges de son entourage arrive, par
déductions, à la certitude de son diagnostic.

Ce sont d'abord de petits symptômes insignifiants
par eux-mêmes, mais dont la persistance devient
inquiétante : la toux, l'amaigrissement, la sensation de
fatigue, etc. A ce moment, le sujet se rappelle des
antécédents très précis : un père, une mère, un frère
morts « de la poitrine ». Le médecin l'a examiné longuement, a prescrit un traitement très sévère que ne
justifie pas la simple « bronchite ». Il a dit : « Vous
cracherez dans un crachoir et ce crachoir sera désin-
fecté chaque jour. » Maintenant il se rappelle des bouts
de phrases, des chuchotements, certains termes scientifiques, il revoit un geste, un regard, cet involontaire
regard de sympathie émue qu'on a pour les grandes
douleurs. Tous ces incidents, tous ces souvenirs s'accu-
mulent, s'agitent dans sa tête, leur signification s'im-

---

[1] Daremberg, *Traitement de la phtisie pulmonaire*, 1, 7.

pose de plus en plus grave et, quelquefois, il n'attend pas l'angoisse de sa première hémoptysie pour s'écrier : « J'y suis ! »

Cependant, ces tuberculeux sont rares. Il faut faire exception pour quelques neurasthéniques et quelques pessimistes d'emblée qui, hantés, possédés par l'idée fixe de tuberculose, semblent la chercher plutôt que la découvrir. Presque toujours, la pensée du mal reste à l'état d'un soupçon très vague dont le sujet se contente lâchement, sans oser trop l'éclaircir, jusqu'au moment où une phrase précise du médecin le mettra brutalement face à face avec la réalité.

Et ceux-là même, ceux qui doutent, ne sont pas les plus fréquents. Il y a ceux qui ne savent pas et ne veulent pas savoir, ceux qui ne voient pas et ne veulent pas voir et, malgré l'évidence bruyante de leurs symptômes, malgré les hémoptysies, malgré même l'examen positif de leurs crachats (et nous en avons plus d'un exemple) restent aveugles et *ne veulent pas* être tuberculeux.... comme ces femmes qui, cramponnées au passé, ne voient dans leur miroir ni les rides, ni les premiers fils d'argent de l'âge, et, malgré tout, malgré tous, ne veulent pas vieillir.

L'état d'âme de ces malades qui ont découvert eux-mêmes leur tuberculose ne diffère pas beaucoup de ceux à qui on dit brusquement : « Vous êtes tuberculeux. » Peut-être, à cause des étapes successives de leur diagnostic, ont-ils eu plus souvent des alternatives de confiance et d'angoisses. Peut-être, au contraire, leur sensibilité livrée à ces petites doses a-t-elle eu le temps de s'émousser.

Quoi qu'il en soit, on retrouve chez presque tous le deux mêmes phases : 1° période d'anxiété plus ou moins légère suivant les sujets ; 2° période de réaction survenant plus ou moins rapidement, suivant l'énergie ou la foi de chacun, et aboutissant à l'indifférence.

L'indifférence! voilà le premier trait de l'état d'âme du tuberculeux « qui sait. » Nous verrons en étudiant le tuberculeux au sanatorium, avec quelle gaieté de cœur, avec quelle sérénité insouciante il s'habitue à son titre de phtisique.

On se demande où sont ces airs inconsolables, cette auréole triste et fatale si chère aux créations des poètes et des romanciers. Tout ce convenu sentimental et faux n'existe que dans l'imagination des personnes qui voient la réalité à travers un chapitre de roman ou une strophe de Millevoye. Dans la vie ordinaire, comme au sanatorium, on est surpris de voir le tuberculeux si calme, si paisible, si « comme les autres » Tantôt il parle de « son sommet », de ses hémoptysies, de ces bacilles, avec indifférence et comme s'il s'agissait d'un autre malade que lui. Tantôt, au contraire, *il semble avoir oublié* qu'il est poitrinaire, et la psychologie du tuberculeux « qui sait » se réduit souvent à cela : On dirait qu'il a oublié, qu'il ne sait pas. *Il n'y pense pas,* et, comme un distrait, comme un enfant, porte les lésions les plus graves sans paraître s'en rendre compte. Il oublie qu'il est phtisique, et cette amnésie, cette distraction singulières peuvent persister longtemps.

Un malade du sanatorium de Durtol me disait qu'il se figurait souvent qu'il était venu au sanatorium pour passer agréablement son temps et s'amuser. Il ne pensait plus à sa tuberculose.

Un médecin phtisique me disait qu'il fallait que son attention fût spécialement attirée sur ses lésions pour qu'il y pensât. « Mon insouciance est telle que je m'écrie parfois : Tiens, mais, ç'est vrai ! je suis bacillaire ! Et cette constatation ne manque jamais de me surprendre comme si je faisais cette découverte pour la première fois. Découverte qui d'ailleurs me laisse plus d'étonnement que de tristesse. »

OBSERVATION IV

Voici l'observation, plus caractérisque encore, d'un de mes camarades d'Ecole.

M..., vingt et un ans.

Quelques jours après son entrée à l'école M... contracta une bronchite, puis eut deux hémoptysies, et obtint pour ce fait un congé de convalescence de plusieurs mois. Il avait au sommet droit des signes qui ne laissaient aucun doute sur le diagnostic, il le savait, mais en avait « pris son parti ». Il revint de congé au mois de mai 1900, très amélioré. A cette époque se faisait à l'école un « changement de casernement ». Les élèves sont logés deux par deux dans des « chambres-études » et changent de chambre au moment des classements semestriels. L'élève qui devait être, suivant la liste établie, le nouveau camarade de chambre de M..., lui posa un jour cette question à bout portant :

— Oui ou non, es-tu tuberculeux ? Je préfèrerais savoir à quoi m'en tenir pour prendre oui ou non des précautions.

M..., très surpris par cette question inattendue, hésita un instant, puis répondit :

— Non.

Il ne s'était jamais préoccupé sérieusement de ses lésions et les avait à peu près oubliées. Mais cet incident le jeta dans une anxiété très perplexe, il devint mélancolique, taciturne, des camarades s'en aperçurent, on disait : « Tiens, M..., fait de la neurasthénie. » Cet état singulier dura plus d'un mois. « Et tout cela, pourquoi ? me dit M... Parce que, à partir de ce moment,

j'agitais toujours cette question dans ma tête, et parce que je
faisais cette réflexion étrange, inimaginable : « *Au fait, c'est
vrai, je suis peut-être tuberculeux!* »

Les malades ont presque toujours conscience de cet
oubli et de cette indifférence bizarres, et tous les recon-
naissent sans pouvoir les expliquer. Entre tuberculeux,
des phrases de ce genre ne sont pas rares :

— Je ne puis pas arriver à me persuader que je suis poitrinaire.
« C'est plus fort que moi. »
— Tiens! j'oubliais que je suis poitrinaire!

Et, en définitive, pourquoi se croiraient-ils poitrinaires? *Ils ne le sentent pas.* Il faut que la pensée de leur
tuberculose arrive au degré de l'obsession pour les préoccuper. Il faut, pour les tirer de cet oubli, de cette *distraction*, un symptôme inopiné, un accès de toux ou une
hémoptysie qui les rappellent brutalement à la réalité.

En résumé, si nous comparons le tuberculeux averti
et le tuberculeux ignorant, nous sommes surpris de
voir combien peu de différences séparent deux états
d'âme qui semblaient *a priori* si dissemblables. L'un se
conduit comme s'il ne savait pas, l'autre ne sait pas. De
l'indifférence insouciante de l'un à l'optimisme de l'autre,
il n'y a qu'une distinction de degré. Et nous verrons
que cette indifférence, suivant une marche parallèle à
l'évolution de la maladie, revêtant à chaque étape des
modalités nouvelles, deviendra vers la fin un optimisme
vrai et réel, comme si, en approchant de la mort, tous
les tuberculeux se fondaient dans le même être, quel
que soit leur début, et quelle que soit leur histoire
psychique.

CHAPITRE III

LE TUBERCULEUX AU DÉBUT

Le tuberculeux au début n'a pas, à proprement parler, une psychologie particulière. Mais à côté des premiers symptômes que nous avons désignés sous le nom de « petits signes de la tuberculose », on peut décrire, chez beaucoup de malades, des phénomènes intéressants du côté de l'état mental, véritables symptômes psychiques qui peuvent avoir une certaine importance pour le diagnostic précoce. On peut observer des modifications de la volonté, de l'intelligence et de la sensibilité, et, suivant la prédominance de ces troubles, le tuberculeux ou le candidat à la tuberculose revêtent une physionomie très spéciale.

I. Dans un certain nombre de cas, c'est la volonté qui est atteinte, et le début de la maladie a une forme neurasthénique. On note alors, chez le tuberculeux, une sorte d'apathie, d'asthénie mentale parallèle à cette asthénie physique étrange qui précède souvent l'apparition des premiers symptômes. L'entourage s'aperçoit que le jeune malade « a changé ». Il était gai, actif, ardent, il est devenu nonchalant, distrait, porté à la rêverie et à la mélancolie. Ce qui lui plaisait lui est devenu indifférent, il « n'a envie de rien, » il « se laisse aller, » il faut le « secouer ».

Quelquefois, c'est le malade lui-même qui, le premier, a conscience de son état. Il sent son esprit envahi par une lassitude inexplicable, sa volonté devient lâche et paresseuse, le moindre effort lui est pénible. L'activité le fatigue et l'inactivité elle-même finit par lui peser, mais il n'a pas la force de la secouer. Il s'ennuie partout et tout l'ennuie. La paresse de sa volonté augmente de plus en plus, la moindre décision lui demande une énergie et un effort considérable et cet effort est douloureux. Il se fait une lourde difficulté de surmonter les moindres faits de la vie courante, de manger, de se déplacer, de satisfaire les exigences de son organisme, de répondre aux sollicitations de sa pensée.

C'est surtout à l'occasion des « petites choses » qu'il s'aperçoit de son inertie : il voudrait sortir, mais la « paresse de s'habiller » le retient chez lui ; la seule pensée d'une lettre à écrire, d'une visite, d'une démarche, d'une course à faire, le préoccupe et le rend inquiet. Il commence par remettre au lendemain, puis au lendemain encore et, finalement, oublie complètement ce qu'il devait faire, acceptant lâchement les ennuis que sa négligence paresseuse peut lui attirer...

Cet affaiblissement de la volonté ou *aboulie* n'a été signalé par personne, il s'observe cependant souvent d'une manière très nette et se manifeste par deux symptômes principaux, faciles à constater :

1º Le malade a *peur de l'effort*, effort physique ou

intellectuel. Il a ce besoin, cette soif de repos et d'immobilité qui suivent les grands surmenages, et s'il n'est pas sollicité par une excitation assez puissante, il conserve indéfiniment cet état. Déjà à cette période on peut trouver chez lui cette asthénie intellectuelle dont nous parlerons chez le tuberculeux avancé ;

2° Lorsque les circonstances lui imposent un acte ou un travail désagréable à sa paresse, il en *retarde* l'exécution par toutes les combinaisons possibles, la renvoie de lendemain en lendemain, essayant de satisfaire sa nonchalance par des délais successifs.

Un caractère important de cette aboulie c'est d'être consciente. Il suffit d'interroger le malade et d'attirer son attention sur ce sujet pour qu'il s'en rende compte. Certains tuberculeux même en ont une perception douloureusement nette. Ils éprouvent à chaque effort de volition la sensation d'engourdissement d'un membre parésié qu'on veut soulever et qui reste inerte. *Ils ne peuvent pas vouloir* et la notion de cette impuissance est une souffrance continuelle, une obsession angoissante qui les conduit souvent au plus morne découragement.

Ces tuberculeux *abouliques* se présentent dans la vie sous des aspects différents.

Il y a les *résignés*. Ceux-là se consolent en disant : « tant pis ! » Ils s'habituent plus ou moins philosophiquement à leur titre de poitrinaire, ils « laissent faire » et acceptent la vie « comme elle est ».

Il y a les *insouciants*. Ce sont ceux qui ne se soignent pas, qui ne croient pas à la gravité de leur mal, qui se conduisent comme des enfants. Ils ne se soignent pas parce qu'ils n'ont pas la force de vouloir. Ils ne sont pas assez forts pour faire ce qu'on leur prescrit et sont trop faibles pour ne pas faire ce qu'on leur défend.

Il y a le *mélancolique*. C'est le tuberculeux déjà pessimiste, triste, vite découragé. Avant d'être malade, il avait déjà une tendance instinctive à la mélancolie « comme s'il avait eu un pressentiment ». La tuberculose de ces malades est une véritable « maladie de langueur » ; ils réalisent cette expression populaire si pittoresque et si vraie « s'en aller de la poitrine ».

A côtés de ces tuberculeux affaisés, passifs, sans réaction, à côté de ces abouliques, nous allons rencontrer, comme contraste, des excités et des éréthiques.

II. On observe quelquefois, au début de la tuberculose une sorte d'épanouissement, d'affinement remarquables des facultés intellectuelles. L'entourage découvre chez le jeune malade des qualités qu'il ne soupçonnait pas. « Surpris d'abord, bientôt inquiets, les amis du sujet assistent à une floraison intensive de ses qualités, à une poussée de son intelligence[1]. » Cette transformation est frappante chez certains malades appartenant à une classe relativement ignorante. On est surpris de découvrir chez eux une originalité d'esprit des aptitudes intellectuelles contrastant avec l'éducation élémentaire qu'ils ont reçue, avec le milieu vulgaire dans lequel ils ont vécu jusqu'à ce jour.

A l'hôpital, où cette constatation est particulièrement

[1] Letulle. Essai sur la psychologie du phtisique *(Archives générales de médecine*, sept. 1900).

facile, le tuberculeux a dans « son air », dans ses réponses, une physionomie très personnelle, intéressante qui le distingue de ses voisins de lit.

En même temps, la sensibilité se développe et s'affine d'une manière parallèle. Comme tous les malades chroniques, le poitrinaire est souvent un « nerveux » et cette nervosité donne, surtout aux jeunes tuberculeuses, une originalité charmante. Chez certains s'éveille un sentiment artistique spontané : ils sentent avec plus de finesse et d'intensité ; la musique, la peinture, la poésie ont sur eux une influence considérable. Chez d'autres, on note une tendance au romanesque, à un sentimalisme tendre et rêveur. Ils sont plus sensibles aux variations atmosphériques, ils perçoivent les nuances du monde extérieur et les incidents de la nature avec une finesse et une hyperesthésie singulières. Ils *vibrent* à la moindre impression. Les climats, les saisons, la couleur du ciel et du paysage ont sur leur imagination une influence exagérée.

L' « attrait magnétique » pour le tuberculeux, des horizons clairs et bleus du Midi, les variations de son état d'âme parallèles aux changements du temps et de la nature, ses étonnements d'enfant et ses attendrissements féminins aux changements de saisons, à l'éclosion des premières fleurs ou à la chute des feuilles... sont des exemples connus de tout le monde, qui ont servi de « leit-motiv » et de « cliché » à plus d'un roman en vogue.

Le caractère subit presque toujours l'influence de cette sensibilité maladive et ses modifications peuvent être assez nettes pour ne pas être négligeables au point de vue du diagnostic précoce : Le poitrinaire est déjà égoïste ; il devient fantasque, susceptible, grincheux, « nerveux », avec des inégalités et des «sautes» d'humeur pénibles pour l'entourage, premiers symptômes de cette névropathie exigeante et désagréable qui caractérise si souvent le phtisique avancé.

Ce développement et cet affinement de l'intelligence et de la sensibilité sont surtout frappants chez l'enfant où ils se manifestent par une « précocité » remarquable Les parents « sont ravis » les premiers de cette floraison subite et hâtive des facultés intellectuelles. Ces petits malades charment et étonnent souvent leur entourage par la logique prématurée de leurs raisonnements, par la justesse et la finesse précoces de leurs remarques. L'esprit d'observation, en particulier, s'aiguise et se développe, fréquemment accompagné d'un esprit critique remarquable qui fait d'eux d'intéressants « enfants terribles ». Après leur mort, on entend presque toujours l'entourage s'écrier : « Quel dommage ! c'était un enfant si merveilleusement doué ! »

Leur étude constituerait un chapitre original et touchant de la psychologie du tuberculeux. Dans les salles d'enfants, rien n'est saisissant comme cette maturité maladive des très jeunes poitrinaires et comme l'expression douloureusement vieillie et résignée de ces grands yeux de dix ans. Je me rappelle une petite tuberculeuse de la Charité qui, asphyxiant lentement, levait son visage cyanosé vers une sœur qui lui tendait un ballon d'oxygène et disait, avec un sourire triste : « A quoi bon ! »

A côté de cette précocité, de cette sorte de « puberté »

de l'esprit, on observe, chez les petits poitrinaires un développement étrange des sentiments affectifs. Les mères remarquent, les premières, que leurs enfants, les petites filles surtout, sont devenues tendres, câlines, caressantes et ce symptôme les inquiète souvent comme un pressentiment. Ces phénomènes sont quelquefois très accusés à la période prodromique de la méningite tuberculeuse.

Enfin, signalons aussi la précocité sexuelle notée par plusieurs auteurs, dont cette affectivité exagérée est peut-être la manifestation et qui concorde avec le développement prématuré des seins, du système pileux, etc.

III. Avec cet épanouissement des facultés intellectuelles et chez les mêmes individus on note souvent une suractivité et une sorte d'hyperexcitabilité intellectuelles et physiques. Un malade, parfois, jusqu'à ce jour, timide et indifférent devient actif, pressé, se fait remarquer par ses projets et ses entreprises, semble tourmenté par une « fièvre de vie », par un désir et une soif insatiables d'activité et de mouvement. « L'œil brillant, l'air affairé, il se hâte fièvreusement pressé de vivre et se donne à ses intérêts avec une ardeur mal réglée. D'autres fois, c'est par pure affection pour autrui, entraîné par l'amitié, qu'il se dépense avec la même énergie, le même entrain hâtif. Ailleurs encore, la vie mondaine est l'occasion de semblables crises d'activité ; notre jeune poitrinaire veut être et paraître, il se montre partout, à toutes les fêtes, où il s'épuise, victime d'une vanité inconsciemment surexcitée »[1].

[1] Letulle, *Loc. cit.*

Ces tuberculeux éréthiques sont têtus, obstinés impulsifs, ils exécutent jusqu'au bout ce qu'ils ont décidé, malgré les obstacles les plus imprévus, et ces crises de volonté les entraînent parfois aux plus regrettables imprudences. Ce sont souvent des surmenés du travail ou du plaisir ; « quand ils sont lancés, ils ne savent plus s'arrêter ».

OBSERVATION V

A., élève à l'Ecole de santé militaire, vingt-deux ans, hémoptysies.

A. préparait à N .. le concours d'entrée à l'Ecole.

La seule perspective du programme exigé et du travail « à faire » l'avait plongé d'abord dans un morne découragement. « Jamais je ne pourrai arriver là ! » Il renvoyait de jour en jour la date par lui fixée pour « se mettre en train ». Enfin, irrité contre son indécision et sa paresse, lassé de ces perpétuels délais, voyant la date de l'examen approcher, il prit une décision énergique et définitive.

Il se mit au travail avec une ardeur extraordinaire, sacrifiant ses plaisirs, fermant sa porte à ses amis, prenant à peine le temps d'aller au restaurant, passant la moitié de ses nuits sous la lampe, étonnant tous ses camarades par sa volonté et sa résistance.

Le résultat de ce fiévreux surmenage ne se fit pas attendre : Une hémoptysie le surprit un soir sur ses livres, mais il ne s'arrêta pas « pour si peu », continua son travail en crachant rouge pendant plus de dix jours, ne se soutenant qu'avec des doses imprudentes de coca et de kola.

Il fut reçu, mais paya son succès de sa santé.

Déjà à cette période, le tuberculeux se fait remarquer par une excitation génésique très spéciale. Dans tous les sanatoriums, même dans ceux où les sexes sont

rigoureusement séparés, le « flirt » ne tarde pas à se
glisser. Nulle part les intrigues amoureuses ne sont
plus violentes et plus romanesques. Personne ne sait
vivre des romans d'amour plus compliqués et plus passionnés que ceux des jeunes poitrinaires. Tourmenté
par cette excitation qui est peut-être un des traits les
plus constants de son caractère, capable de prouesses
génitales en pleine hémoptysie, il compromet et dépense
ses forces dans des excès continuels qui souvent précipitent l'évolution de sa maladie.

En résumé, l'état intellectuel du bacillaire au début
peut revêtir deux formes différentes et extrêmes :
asthénie et aboulie chez les uns, éréthisme et hyperexcitabilité chez les autres.

L'aboulie est un symptôme contemporain de l'asthénie organique. L'hyperexcitabilité se montre au contraire chez les malades encore vigoureux, tant que
n'apparaît pas la sensation subjective d'épuisement.

IV. L'état d'âme proprement dit des tuberculeux
est presque toujours subordonné à la symptomatologie de leur affection.

Lorsque la tuberculose prend dès le début une
allure grave, dans les formes aiguës, ou lorsque des
symptômes sérieux : hémoptysies, fièvre, asthénie profonde, etc. s'imposent à l'esprit du malade, celui-ci se
rend habituellement compte de l'évolution et de la
gravité de son mal. Il est anxieux, sombre, pessimiste,
il a une tendance à exagérer son état et à « voir tout
en noir ». Mais il y a des exceptions : beaucoup de

tuberculeux, même dans ces conditions, restent optimistes et le sont d'autant plus qu'ils sont plus gravement atteints. Cette inquiétude pessimiste peut se
rencontrer aussi chez certains étudiants en médecine :
A côté de ceux qui « blaguent » et disent gaîment :
« J'ai un sommet ! », il y a ceux qui ne le disent pas
et qui « se frappent ».

Il en est de même de certains neurasthéniques qui
ont l'habitude de « s'observer » et qui s'hypnotisent »,
en quelque sorte, sur leurs symptômes.

Mais, d'une manière générale, les signes du début
sont insignifiants et rien ne rappelle au malade qu'il est
porteur de lésions si graves.

Son état général est bon, il jouit d'une santé en
apparence parfaite et tout le monde le complimente
sur sa « bonne mine ». Souvent même, non seulement
il n'accuse aucune faiblesse, mais il éprouve au contraire une sensation bizarre de force, de griserie
factice, de bien-être trompeur qui le rassure. S'il a
quelques symptômes, il les atténue et les explique à sa
manière. Aussi en arrive-t-il naturellement à accuser
son médecin d'exagération, ou même d'ignorance, et à
douter sincèrement de la réalité de sa tuberculose.

On m'envoie à l'hôpital comme tuberculeux, *mais* je n'ai rien.
J'ai maigri, *mais* c'est parce que j'ai fait beaucoup d'excès. Je
tousse, *mais* c'est parce que je fume trop.

(T., élève à l'Ecole de santé militaire.)

Enfin, dans ces conditions de santé et de bien-être
apparents, s'il est convaincu de sa tuberculose, il reste

optimiste, ne se croit pas « sérieusement atteint » et espère avec confiance en sa guérison. Et même alors, même après avoir présenté des signes qui ne permettent plus de doute : bacilles dans les crachats, hémoptysies, il arrive à *oublier* et à douter.

L'observation IV en est un exemple. En voici un autre aussi caractéristique.

OBSERVATION VI

L. R., vingt-cinq ans, étudiant en médecine. Hémoptysies, bacilles dans les crachats. (Auto-observation.)

« J'étais allé passer mes vacances d'août-septembre 1901 à la campagne, chez des parents. Je ne leur avais pas caché l'état de mon poumon, mais comme mon état général était assez bon, ils ne voulurent pas prendre mon titre de tuberculeux au sérieux. Il ne se passait pas une journée sans qu'on ne trouvât l'occasion de me traiter de malade imaginaire, de « victime de mon imagination et de l'imagination d'un médecin », en citant à l'appui ma « mine superbe », mes forces, mon entrain, etc... A cette époque j'allais bien, j'avais bon appétit, j'augmentais de poids, je n'étais tourmenté par aucun symptôme, ni toux, ni expectoration, ni sueurs, rien ne me parlait de bacillose. Aussi, non seulement j'avais oublié mon titre de malade, mais encore, à force de suggestion, j'en étais arrivé à oublier que j'avais coloré *moi-même* mes bacilles et à me persuader que je n'avais *absolument rien* au sommet, que j'étais, en effet, la victime de mon imagination (!)...

« Cet état d'âme invraisemblable et pourtant réel a duré deux mois, pendant lesquels je n'ai pas douté un seul instant de ma santé, jusqu'au jour où une nouvelle hémoptysie et une poussée aiguë m'ont tristement rappelé à la triste réalité. »

C'est cet état d'âme étrange, invraisemblable que nous allons retrouver, exagéré encore, chez le tuberculeux avancé.

CHAPITRE IV

LE TUBERCULEUX AVANCÉ

L'évolution des lésions pulmonaires provoque chez le tuberculeux des réactions psychiques indéniables.

Mais, chez le tuberculeux avancé comme chez le tuberculeux au début, il est impossible de décrire *un* état d'âme particulier, spécifique. Nous ne trouvons pas chez lui *une* psychologie spéciale, mais des phénomènes, des états psychologiques variables avec la forme et le moment de la maladie, avec le caractère et l'individualité du malade. Ce sont ces phénomènes et ces états variables, souvent disparates et même contradictoires, que nous allons essayer de classer.

I. Lorsque le bacillaire a perdu cette sensation subjective de vigueur et de résistance qui le soutenait dans sa lutte contre la maladie, lorsque ses forces vaincues ont fléchi, un changement frappant apparaît dans son état mental. A mesure que progresse et que s'affirme l'asthénie physique, les qualités cérébrales du jeune tuberculeux semblent perdre leur éclat et se ternir. La spontanéité et la vivacité qui les caractérisaient au début, s'affaiblissent de jour en jour. L'effort intellectuel demande un acte de volonté de plus en plus énergique. et, la volonté subissant elle-même une défaillance parallèle, il devient de plus en plus pénible, et, comme l'effort physique, est bientôt suivi d'essouflement. Comme un ressort fatigué, usé, vieilli, dont l'élasticité fléchit de jour en jour, l'intellectualité du tuberculeux se détent, devient paresseuse, se laisse aller dans une somnolence irrésistible, et bientôt ne réagit plus aux excitants habituels.

Cette *asthénie psychique*, cette « courbature intellectuelle » est douloureusement perçue par certains malades. Elle se manifeste par plusieurs symptômes.

Un des premiers signes consiste dans une tendance instinctive à fuir l'effort intellectuel. Tout ce qui le nécessite, tout ce qui demande application et tension d'esprit est devenu odieux au malade. Il devient paresseux, il aime la rêverie. Il préfère à la précision des sciences exactes, le « flou » de la littérature et des arts qui parlent à sa sensibilité.

Il y a en même temps une diminution très nette du pouvoir d'exécution. Un travail intellectuel naguère facile, devient pénible, laborieux, exige un effort plus grand et une application plus soutenue.

Mais le signe le plus frappant est dans l'affaiblissement de l'attention volontaire. Le tuberculeux asthénique est semblable à ces enfants dont la pensée instable et sautillante ne peut se fixer longtemps sur le même sujet, et glisse, échappe, se dérobe à la volonté qui veut la circonscrire. Il lui est impossible, sans un effort visible et douloureux, d'appliquer sa pensée à un sujet, de comprendre, de réunir ou de fixer des idées. Et toutes ses tentatives pour faire converger et pour maintenir son attention sur un point, ne font qu'accroître la confusion de son esprit et lui donnent avec la démonstration de sa faiblesse, une sensation physique de lassitude cérébrale, de vertige, de vide et de céphalagie.

Obligé de renoncer à des études qu'il poursuivait avec passion, le tuberculeux s'en éloigne avec un sentiment pénible d'impuissance enfantine, avec une angoisse d'autant plus vive qu'il y joint la nostalgie du passé. Il entreprend toutes sortes de travaux, mais tous restent inachevés. Tout reste chez lui à l'état de projets et d'ébauches, de titres et de commencements. Il remet tout de lendemain en lendemain et ne parvient qu'à reculer indéfiniment une difficulté sans jamais la supprimer. Et la déception qui succède à ces vaines tentatives le jette quelquefois dans une langueur découragée, dans une dépression morne dont rien ne peut le tirer. C'est dans ces formes asthéniques que l'on observe parfois une véritable neurasthénie qui vient s'ajouter à la tuberculose et la compliquer.

Cependant, le plus souvent, cette torpeur, cette parésie intellectuelles cèdent devant une excitation ou un acte de volonté assez énergiques pour jouer le rôle de coup de fouet. Elles disparaissent avec l'entraînement. Et ce seul fait nous permet déjà de penser que l'asthénie psychique est non un phénomène de destruction, mais un effet d'inbibition, qu'elle existe plutôt du côté de la volonté que du côté de l'intelligence et qu'elle se réduit presque toujours à de l'aboulie. Nous verrons au sanatorium l'influence remarquable de l'entraînement sur cette aboulie. Il y a asthénie *apparente;* le premier effort accompli, le tuberculeux retrouve sa volonté et son intelligence normales et parfois même exagérées, anorma lement excitées : il rappelle ces machines lourdes et compliquées difficiles à mettre en mouvement, mais qui, le premier élan donné, marchent d'elles-mêmes et ne demandent plus qu'un effort insignifiant. J'ai constaté ce fait plus d'une fois chez des étudiants tuberculeux au moment de la préparation de leurs examens.

Cette aboulie et cette asthénie, augmentées encore par la vie oisive et contemplative imposée par le traitement s'extériorise dans cette expression de langueur pensive et souffrante si fréquente chez le poitrinaire, frappante surtout à l'hôpital sur les facies émaciés, abattus et immobiles sur l'oreiller, et dans les regards agrandis, noyés dans la mélancolie paresseuse des rêveries.

II. L'aboulie du tuberculeux se manifeste par un autre symptôme : *l'insouciance* qui s'applique à la fois à la maladie et au traitement.

Les phtisiques qui pensent à leurs lésions et s'en préoccupent sont loin de représenter la majorité. Plus souvent ils sont assez insouciants et n'ont pas l'air d'y songer : l'entourage est toujours plus inquiet que le malade, c'est un fait d'observation journalière.

Ils sont insouciants, tantôt parce qu'ils ne pensent pas à leur mal, parce qu'ils *l'oublient* même (obs. IV), tantôt sans raison et « malgré eux ». Nous avons vu que lorsque des symptômes « ennuyeux » n'attirent pas spécialement leur attention, ils ont une tendance irrésistible à oublier leur titre de tuberculeux ; ils vivent « au jour le jour, » tranquilles, pensant à l'avenir sans inquiétude et sans mélancolie. A l'encontre des malades ordinaires dont l'oreille est si prompte à écouter aux portes, ils n'importunent pas le médecin de questions anxieuses sur leur pronostic. Cette question si naturelle de malade à médecin: « est-ce que je vais mieux? » est assez rare sur les lèvres du bacillaire.

Au sanatorium d'Hauteville j'ai entendu beaucoup de malades, à qui je demandais s'ils avaient des bacilles dans leurs crachats, répondre naïvement:

« Je ne sais pas, *je n'ai pas pensé* à le demander. »

Quel contraste avec le dyspeptique qui examine sa langue dans un miroir vingt fois par jour, qui compte l'heure et le nombre de ses selles, qui encombre sa place à table de flacons, de boîtes, de spécialités pharmaceutiques !... avec le vieil urinaire qui se lève la nuit pour étudier la transparence de ses urines !...

A côté de ces insouciants qu'on pourrait appeler *distraits*, on rencontre les philosophes, les fatalistes, les résignés, ceux « qui en ont pris leur parti », mais sous leur résignation se cache souvent un optimisme inavoué.

Tous ces malades, distraits ou résignés, se conduisent comme des enfants, semblent agir dans une perpétuelle inconscience: des cavitaires *avertis* se marient, ans songer aux conséquences possibles. Sans penser un seul instant qu'ils pourront contaminer leur entourage et malgré les recommandations de leurs médecins, ils continuent à cracher dans leurs mouchoirs ou à côté des crachoirs.

En face de l'insouciant, du « léger », il ne faut pas oublier le tuberculeux exagéré dans le sens inverse, anxieux, inquiet, affolé, le tuberculeux « froussard » hypnotisé sur son thermomètre, qui parle de garder le lit dès que sa température dépasse 37, qui marche sur la pointe des pieds de peur d'une hémoptysie, qui harcèle son médecin de questions continuelles sur le présent et l'avenir, éternellement en quête de promesses et de rassurances.

Le phtisique est en outre insouciant de son traitement. La négligence, la légèreté et la mauvaise volonté qu'il y apporte sont classiques. Il se moque des conseils charitables de son entourage et des prescriptions les plus rationnelles de son médecin. Le tuberculeux est un grand enfant et doit être traité comme tel. Ce fait est d'observation courante dans tous les milieux ; même au sanatorium où le malade est comprimé, serré dans un programme sévère, une discipline inflexible est indispensable pour le « tenir », pour l'obliger à suivre son traitement. Ce traitement exige d'ailleurs des sacrifiées et des renoncements, une énergie tenace et une patiente persévérance, et le tuberculeux n'a ni assez de volonté ni assez de constance pour s'y soumettre avec docilité. Trop faible pour se priver du « fruit défendu », il compromet sa santé par des imprudences continuelles. A Nice, par exemple, il continue à sortir après le coucher de soleil, quoique conscient du danger auquel il s'expose, il s'habille de vêtements légers, court les soirées, les casinos, les salles de jeux, etc. imprudences qu'il paye presque toujours de poussées de température, d'hémoptysies ou de rechutes fatales, et qu'il regrette ensuite amèrement..., ce qui ne l'empêchera pas de recommencer quelques jours après.

Il semble perdre, au moment d'un acte, la « pru-

dence de l'avenir », ce souci du lendemain, des préjugés, des conséquences, qui arrête dans la vie normale.

Comme exemple frappant d'insouciance, je pourrai
citer le fait suivant.

OBSERVATION VII

Un de mes camarades d'Ecole, bacillaire, est surpris par une
hémoptysie en sortant du réfectoire, un jeudi soir, quelques
minutes avant la sortie. Il monte dans sa chambre, applique sur
sa poitrine une serviette imbibée d'eau froide et, malgré une
violente dyspnée, s'habille pour sortir avec les autres. En vain,
ses camarades essayent ils de le retenir, en vain lui font-ils
remarquer quelle folle imprudence il va commettre : Il n'écoute
rien. A tous leurs arguments, il fait la même réponse : « J'ai
décidé que je sortirai ce soir et je sortirai quand même, rien ne
m'en empêchera. » Il sort...

A 10 heures, il rentre et n'a que la force de se jeter sur son
lit. Quelques instants après, il était pris d'une hémoptysie terrible
qui dura toute la nuit et qu'on n'arrêta qu'au bout de deux jours.

Le tuberculeux oppose quelquefois à son médecin
et à son entourage une résistance extraordinaire. Tantôt c'est parce qu'il crie qu'il n'a « rien », qu' « il ne
faut pas faire d'embarras pour si peu de chose ».
D'autres fois, c'est parce qu'il ne croit pas à l'efficacité
de la cure et affiche un septicisme fataliste, un « ça
m'est bien égal » plus ou moins convaincu. C'est le
cas de beaucoup d'étudiants en médecine qui tiennent
à peu près le raisonnement suivant :

« Oui, la tuberculose est curable, mais elle est *fatalement*
curable. On voit tous les jours mourir des phtisiques qui ont
mené la vie la plus sage et la plus sévère, qui ont couru de sana-

toriums en sanatoriums à la poursuite d'une guérison chimérique.
Et, par contre, on voit renaître et guérir, malgré leurs négligences
et leurs excès, des phtisiques désespérés, condamnés par tout le
monde. A quoi bon me soigner? Si je ne dois pas guérir, je ne
guérirai pas, quoique je fasse. Si je dois guérir, je guérirai malgré
la vie la plus imprudente et la plus désordonnée. »

Enfin, on rencontre des tuberculeux, et ils ne sont
pas rares ! qui résistent à leur entourage, se moquent
de ses conseils et s'irritent de ses reproches pour le
seul plaisir de le contredire, de le chagriner, de l'affo-
ler. Ceux-là veulent se conduire « à leur tête », « faire
ce qui leur plaît et rien que ce qui leur plaît ». Si le
traitement auquel il se sont résignés ne donne pas de
résultats immédiats, ils s'impatientent, « envoient tout
promener », accusent le médecin, l'entourage, le climat
et les hommes. Ils ne veulent plus se soigner qu' « à
leur manière », déclarent savoir « mieux que personne
ce qui leur faut », et s'écrient partout que leur médecin
« n'y entend rien et ne connaît rien à leur mal ». Ces
malades désagréables et intraitables, orgueilleux de leur
volonté, désespèrent leur entourage et précipitent leur
dénouement par les plus folles imprudences.

D'ailleurs, et d'une manière générale, le poitrinaire
n'aime ni les conseils ni les reproches, il n'aime pas
qu'on s'occupe de sa tuberculose, comme si ce nom
dressait devant lui une fâcheuse réalité oubliée :

« Oh! je vous en prie, ne me plaignez pas et ne me conseillez
pas de me soigner. Je passe ma vie à rencontrer des gens qui me
disent : « Comme vous avez mauvaise mine! — Vous devriez
vous soigner. — Qu'est-ce que vous avez donc? — Vous êtes

tout pâle ! » Il y a ceux qui vous regardent, qui ne vous disent rien et dont on lit la pensée dans les yeux. C'est ce qu'on peut imaginer de plus insupportable. Je le sais bien que je suis malade, je n'ai pas besoin qu'on me l'apprenne, mais les gens bien portants sont si heureux et si fiers de montrer qu'ils se portent bien ! (A. Dumas, *Le Fils naturel.*)

Fait remarquable : le tuberculeux a parfois conscience de son insouciance, mais « c'est plus fort que lui ». Une sorte de dédoublement semble s'opérer dans son moi, il a la perception très nette de la lutte de deux individualités antagonistes : l'une inquiète, docile, qui connaît la gravité de ses lésions, qui veut guérir, qui a peur ; l'autre insouciante et aboulique, qui ne sait pas, qui ne croit, qui espère. Dans cette lutte singulière, la première a le plus souvent le dessous, et le malade, insouciant malgré lui, compromet sa santé dans les imprudences les plus folles. Mais quelquefois, c'est la seconde individualité qui est vaincue : d'où ces périodes inexplicables d'anxiété, de mélancolie et de découragement traversant comme des ombres noires la vie paisible du phtisique.

III. Enfin, en vertu de cette loi bizarre des extrêmes et et du paradoxe que nous avons constatée jusqu'ici chez le tuberculeux et qui réalise et rapproche à propos de chaque état psychique les types les plus contraires, on rencontre en face de l'insouciant et de l'aboulique, le tuberculeux qui veut guérir et qui *veut vivre*. Ce type est né avec les progrès des sciences médicales, le jour où les médecins étalant devant eux des preuves anatomiques et cliniques éclatantes ont crié aux malades : « La tuberculose est curable, vous pouvez guérir et vous guérirez si vous voulez. » Et cette physionomie nouvelle s'accorde bien avec la couleur scientifique et pratique de notre époque tourmentée, trop encombrée et trop pressée pour laisser une place aux anciennes sentimentalités. Le poitrinaire qui veut vivre réalise bien le malade d'aujourd'hui préparé et armé pour le *struggle for life* moderne.

C'est au sanatorium que ce type est le plus facile à observer et c'est dans ce cadre que nous l'étudierons. Mais on le rencontre aussi dans la vie ordinaire, réalisant quelques physionomies originales qu'on serait tenter d'appeler « aberrantes » tant elles diffèrent du poitrinaire classique.

Ces malades, placides et méthodiques, causent de leur tuberculose avec une lucidité calme et scientifique, s'observent beaucoup plus en médecins qu'en malades, mesurent la dépense de leurs forces et ne font que ce qu'ils peuvent faire.

S'ils sont fatigués après une promenade d'une heure, les jours suivants, ils ne marchent plus que pendant une demi-heure. Si la marche les fatigue, ils vont en voiture. Je connais un grand chasseur devenu tuberculeux, qui se contente maintenant de se faire conduire en voiture jusqu'au point où il doit s'arrêter et de s'asseoir sur une chaise en attendant le gibier [1].

On rencontre des malades qui, cavitaires depuis plusieurs années, condamnés par leur entourage « ayant tout essayé » *s'obstinent* à vivre, disputant leurs

Darembeg, L'esprit des Tuberculeux, *Journal des Débats* du 31 août 1899.

derniers jours à la mort avec une énergie et une âpreté vraiment étonnantes. Parfois abattus, brisés par le mal, comme un naufragé submergé qui revient à la surface et se cramponne à des débris, ils luttent toujours et se relèvent à force d'énergie, jamais vaincus, promenant partout leurs poumons ulcérés ou détruits, leur misérable corps de phtisique, déjà cadavre avant la mort, donnant aux aux hommes le spectacle saisissant d'une vie extraordinaire à force de volonté.

Cet état d'âme est plus frappant encore quand on le constate chez des tuberculeux qui, sans ressources, livrés à leur propre initiative, luttent encore et quand même avec l'amère énergie des désespérés.

OBSERVATION VIII

(Due à la gracieuse obligeance de Mlle F. G., à S.)

J. Début de la maladie à seize ans, mort à vingt et un.

« Ce malade, assez indifférent sur son état de santé pendant les premières années de sa maladie, avait paru ensuite très inquiet et très affecté, et, contrairement à ce que sa nature semblait pouvoir donner, il montrait une énergie qui semblait grandir avec le dépérissement des forces physiques. Il recevait des revues de médecine, il essayait tous les remèdes préconisés, toutes les spécialités en vogue, les imposant à ses parents et même à son médecin. Il prenait des inhalations d'ozone au moyen d'un dispositif assez compliqué qu'il avait fait venir lui-même. Il avait demandé des injections hypodermiques de créosote et autres produits que son médecin, le Dr C., jugeait parfaitement inutiles, mais qu'à titre de condescendance il était venu lui faire au début.

« Je me rappelle, à propos de ces injections, qu'il allait lui-même à la poste rédiger ses dépêches à M. C. pour l'obliger à venir, et il le faisait d'une façon très pressante et à plusieurs reprises. Le fait de se rendre jusqu'à la poste constituait déjà chez lui un effort bien grand, « mais, disait-il, ma mère, pour me contenter, me laisserait croire qu'elle a télégraphié, et j'attendrais vainement le docteur ». Il avait à vaincre la résistance de sa famille qui ne se faisait pas d'illusion sur son état, n'approuvait pas toujours ces traitements nouveaux auxquels il voulait se soumettre. C'était donc bien de sa propre initiative et alors même que les forces ne semblaient plus devoir le lui permettre, qu'il essayait tout ce qui pouvait le soulager.

Cette énergie, il l'a gardée jusqu'à la fin, soutenu par l'espoir de la découverte d'un remède spécifique contre la tuberculose et dont il pourrait encore bénéficier, disait-il, « si je vis jusque-là ».

En laissant de côté ces cas isolés, nous pouvons donc énoncer, quitte à y revenir plus tard, cette loi générale : Le tuberculeux est insouciant, soit parce que ses symptômes ne le préoccupent pas assez pour l'empêcher d'oublier ses lésions, soit aussi malgré les symptômes les plus significatifs et malgré lui. Cette insouciance est souvent fonction de l'aboulie, et le malade en a plus ou moins conscience, mais souvent aussi elle est liée à une tendance irrésistible du sujet à escompter l'avenir, à atténuer sa maladie, à se croire toujours moins malade qu'il ne l'est en réalité, elle répond à une sorte d'illusion délirante chronique », à cet état d'âme étrange et paradoxal qui constitue l'*optimisme*.

IV. L'optimisme est certainement le symptôme le plus saisissant et le plus constant de la vie psychique du tuberculeux. Il peut se montrer à toutes les périodes, mais c'est à la fin de la maladie qu'il est le plus caractéristique, devenant plus frappant à mesure que

s'assombrit le pronostic. On l'observe principalement
chez les étudiants en médecine, les médecins, les phar-
maciens, chez les personnes plus ou moins versées
dans les connaissances médicales : ce fait étrange a été
noté depuis longtemps par de nombreux auteurs.
C'est un symptôme connu de tout le monde, d'abord
parce qu'il s'observe chez la grande majorité des malades, et ensuite parce qu'il est facile à constater, le sujet
le manifestant, l'affichant pour ainsi dire à chaque instant.

Une des manifestations les plus habituelles de l'optimisme consiste dans la multiplicité et l'enthousiasme
des *projets* du tuberculeux. D'une manière générale,
les malades, quels qu'ils soient, aiment à « bâtir » des
projets, surtout au début de la convalescence, mais
nulle part, ce fait n'est aussi frappant que chez le poitrinaire. Le poitrinaire parle presque constamment de
l'avenir, et ce mot tient dans ses conversations la première place, il parle à chaque instant de mariage, de
voyages, d'examens, d'entreprises diverses, et même
aux heures les plus désespérées, même à la veille de sa
mort, il continue à faire les projets les plus irréalisa-
bles, à conjuguer ses futurs avec la plus sereine inconscience, sans songer à ajouter une seule fois : « si je
guéris ». C'est pour lui un sous-entendu si naturel qu'il
ne le prononce pas.

Car le tuberculeux optimiste est parfaitement *convaincu de sa curabilité*, les plus pessimistes comptent
au moins sur l'amélioration ou sur une guérison
lointaine : « Oh! je ne me fais pas d'illusion, je sais
que j'en aurai pour longtemps! ». D'ailleurs, le
tuberculeux *réellement* et *constamment* pessimiste

est une exception. Malgré sa lucidité et sa clairvoyance, malgré tout, et aux heures les plus pénibles,
il garde précieusement au fond de son âme la lueur
vacillante mais indestructible et inavouée d'un espoir
secret qu'il cache à tous les yeux.

Il ne faut pas confondre avec les pessimistes véritables, taciturnes et concentrés, ces malades fanfarons et
tapageurs qui posent au pessimisme par forfanterie
comme dans la vie ordinaire on pose au sceptique et
au blasé, qui parlent de leurs bacilles, de leur cavernes,
qui crient partout « qu'ils n'ont qu'un poumon », et
font précéder tous leurs futurs de la même phrase
impressionnante : « Si je suis encore vivant... » Il y a
les pessimistes doux et résignés, ceux qui aiment le
rôle sentimental de poitrinaire, ceux qui répondent
avec un sourire triste : « Oh ! je sais bien que je ne
guérirai pas ! », ceux enfin qui exagèrent à dessein leur
état, qui voient ou plutôt qui décrivent tout en noir,
pour le seul plaisir de lire dans les yeux de leurs amis
l'effet de leurs paroles ou pour se faire caresser,
consoler, rassurer. Il ne faut pas se laisser prendre
aux gestes ou au masque de ces faux pessimistes. Presque toujours, sous les phrases à effet prononcées pour
la galerie, sous ces airs résignés de victimes, se cache
un optimisme réel, inavoué, poussé parfois à un degré
invraisemblable. Ces malades en effet, sont continuel-
lement pris en flagrant délit de contradiction avec eux-
mêmes et leurs moindres actions, leurs gestes, l'expression même de leur regard viennent bientôt démentir
les paroles qu'ils ont prononcées.

OBSERVATION IX.

Des personnes me présentèrent un jour un jeune tuberculeux comme exemple typique de pessimisme : Il « se frappait » beaucoup, « voyait tout en noir », « savait ce qui l'attendait », mais acceptait sa destinée avec un optimisme philosophique : « A quoi bon ? » — On me fit lire des lettres navrantes où il donnait sa courbe de température, insistait avec ostentation sur tous ses symptômes, son amaigrissement, sa toux, son expectoration, ses sueurs, où il parlait même de sa mort prochaine qu'il voyait venir sans amertume : « ce n'était plus que l'affaire de quelques mois. »... En revanche, le médecin à qui j'avais demandé quelques renseignements m'avait dit : « C'est l'optimiste le plus étonnant que j'aie jamais observé ! »

Je vis le malade, j'eus l'occasion de passer quelques jours avec lui, de l'interroger et de l'étudier à son insu. Je pus me convaincre avec la plus grande facilité que le pessimisme philosophique qu'il affichait devant son entourage n'existait que dans ses lettres. Malgré l'état très avancé de ses lésions, malgré sa consomption, il affichait à tout instant l'optimisme le plus invraisemblable, voulait se marier, entassait projets sur projets, expliquait tous ses symptômes et escomptait l'avenir avec une impassible sérénité. Il mourut le lendemain d'une violente dispute avec son père qui n'avait pas voulu consentir à son mariage.

L'optimisme se manifeste d'une manière très nette dans la *comparaison* : optimiste pour lui-même, le tuberculeux est pessimiste pour les autres et les voit instinctivement plus malades que lui. C'est au sanatorium que ce fait s'observe le mieux. On entend à chaque instant le phtisique parler de ses voisins avec un air confidentiel et plein de commisération : « X. est bien malade, je ne crois pas qu'il se fasse vieux. — Z. est perdu et il se fait encore illusion. Pauvre garçon ! je ne donnerais pas 2 sous de sa vie », etc., etc.

D'ailleurs, au sanatorium, chaque malade interrogé à part, parle comme s'il était le moins malade de tous : éternelle histoire du Pharisien qui découvre la paille dans l'œil de son voisin et ne s'aperçoit pas de la poutre qu'il porte dans le sien.

J'ai connu un poitrinaire qui, dans ses derniers jours me parlait avec attendrissement d'un de ses amis tuberculeux au début et très insouciant : « Pauvre N..., il a encore eu hier une hémoptysie, il a 39 degrés tous les soirs et croiriez-vous qu'il n'a pas l'air de s'en préoccuper ? Si j'étais à sa place, je me croirais perdu ! »

OBSERVATION X

Pendant un séjour que je fis au sanatorium d'Hauteville, on me présenta à un malade, M. B..., mort il y a quelques mois, qui remplissait à cette époque les fonctions de pharmacien. Quand il sut que je venais prendre des notes sur l'état mental du tuberculeux, il me prit confidentiellement à part et me dit :

« Voulez-vous un exemple superbe, typique d'optimisme ? Interrogez M. A..., vous aurez une observation remarquable. Il a du 5 dans ses crachats[1], il a maigri de 11 kilogrammes, c'est un des malades les plus graves Et pourtant il vous dira qu'il va mieux, qu'il ne tousse presque pas et qu'il espère quitter le sanatorium dans deux ou trois mois complètement guéri...

Quelques instants après, je rencontrai A..., le malade indiqué, qui me dit :

« Vous causiez avec le pharmacien. Avez-vous pris son observation ? C'est l'optimiste le plus extraordinaire du Sanatorium. Il ne veut même pas faire de la chaise-longue, prétendant qu'il

---

[1] La fréquence des bacilles dans les crachats est appréciée, au sanatorium d'Hauteville par une cote qui va de o (pas de bacilles), à 5 (bacilles en grande abondance).

est le moins malade de tous. Il a des cavernes comme le poing dans les deux poumons. Tout le monde le considère comme irrémédiablement perdu.

L'optimisme se manifeste par un autre symptôme que nous avons déjà eu l'occasion de signaler : c'est la tendance irrésistible du malade à amoindrir, à atténuer ses symptômes, à leur chercher des correctifs, des « si », des « mais » qui en diminuent la gravité. Contrairement aux malades ordinaires qui aiment à se faire plus malades qu'ils ne sont, le tuberculeux est, pour ainsi dire « carottier » en sens inverse[1].

A l'hôpital, on entend souvent des conversations de ce genre :

— Comment allez-vous?

— Je vais mieux, merci.

— Toussez-vous?

— Un peu, le matin, *mais* ce n'est pas la peine d'en parler.

— Avez-vous de la fièvre ?

— Oui, un peu le soir, *mais* c'est insignifiant : 38, 38°5.

Et si on poursuit l'enquête, les voisins vous apprennent que le malade tousse jour et nuit et les empêche de dormir, sa courbe monte tous les soirs à 38°5 ou 39 et son état s'est même aggravé.

[1] Je n'oublierai jamais le malade que j'eus à examiner pour mon « second cinquième ». A côté de signes de ramollissement très accusés du sommet droit, je fus assez surpris de ne trouver aucun signe subjectif. Le sujet affirmait qu'il ne toussait jamais, qu'il ne crachait pas du tout, qu'il n'avait jamais craché de sang, dans sa famille personne n'était malade, il avait engraissé, il allait demander à sortir, etc... Il paraissait de bonne foi, et je pris note de ses réponses... Elles me valurent une très fâcheuse erreur de pronostic.

Le tuberculeux recherche et cite volontiers les cas de guérison qu'il connaît : « Mon grand-père a craché le sang à vingt ans, *et pourtant* il est mort à quatre-vingt-dix ans. — J'ai connu une personne condamnée par tous les médecins dans sa jeunesse, *et pourtant*, elle a vécu « avec un seul poumon » jusqu'à l'âge de soixante-dix ans », etc., etc.

En même temps le malade devient plus suggestionnable, sa volonté s'émousse, il est plus accessible aux encouragements trompeurs du médecin, plus facile à se laisser illusionner. L'explication la plus fantaisiste des insuccès thérapeutiques le rassure aussitôt et devient une nouvelle source d'espérance accueillie avec empressement par son étrange crédulité.

Le tuberculeux est remarquable par l'instinctive tendance qu'il a à interpréter, à expliquer ses symptômes, et il n'est jamais embarrassé pour se donner une explication. C'est un procédé très commode pour écarter l'obsession de la maladie. S'il tousse, c'est parce qu'il fume, parce qu'il a eu froid aux pieds, parce que « le temps est humide », parce que « sa gorge est irritée » · S'il a maigri, « il n'y a rien d'étonnant à cela », c'est parce qu'il a fait des excès. S'il a de la fièvre c'est parce qu'il s'est fatigué, il a eu « des visites qui l'on fait trop parler », il a voulu aller se promener, etc., etc. Quelquefois même ce sont les médicaments qu'il rend responsables de l'apparition ou de la recrudescence d'un symptôme. Rien n'est bizarre comme cette « manie » d'expliquer et de rattacher tous les signes à une cause étrangère à la véritable maladie.

J'ai entendu moi-même, non sans surprise, un *étudiant en médecine* déclarer « qu'il allait bien, très bien, qu'il ne comprenait pas qu'on l'empêchât de se lever et de sortir uniquement parce qu'il avait 39° le soir, que sa fièvre n'était qu'une « fièvre nerveuse » et « n'avait rien à voir avec son poumon ! » Le même malade s'écriait un autre jour : « Après tout, qu'est-ce que cela prouve ! Tout le monde a plus ou moins de la température le soir ! »

Mais il y a des symptômes qui ne s'expliquent guère de cette manière, et dont la signification s'impose à l'esprit, si redoutable qu'on se demande comment les tuberculeux peuvent les constater sans y laisser leur optimisme et leurs dernières illusions : par exemple l'examen bactériologique des crachats, les hémoptysies.

La présence des bacilles dans l'expectoration est une preuve brutale et mathématique qui détruit chez le malade les derniers doutes. L'instant où il apprend que l'examen bactériologique a été positif est cruel pour lui, mais il en est de cette émotion comme des autres, l'habitude émousse la sensibilité, la rend obtuse, et fait oublier. Le bacillaire « se fait à l'idée » de ses bacilles comme il s'est fait à l'idée de sa bacillose, il arrive même à ne plus y penser (obs. VI). S'il est hardiment optimiste, il ira même jusqu'à vous démontrer que la présence des bacilles « ne prouve rien ».

L'hémoptysie a une valeur diagnostique bien moins grande et cependant c'est le signe qui épouvante le plus le poitrinaire. Il inspire au public un effroi instinctif et insurmontable. A ce mot « crachement de sang » s'associe une impression si profonde qu'on ne peut y penser sans une involontaire angoisse.

Il faut avoir entendu, au Sanatorium, ces mots courir les galeries de cure : « Il a eu une hémoptysie ! » Il faut avoir vu à l'hôpital ces regards de pitié épouvantée que les malades jettent à celui qui « crache le sang ». Beaucoup de tuberculeux ne sont optimistes que parce qu'ils n'ont pas eu d'hémoptysie ; ce sont ceux qui disent : « Si j'avais une hémoptysie, je me croirais perdu ! ». D'autres au contraire perdent leur tranquillité, deviennent anxieux et pessimistes à partir du jour où ils ont craché du sang. C'est un symptôme qui a une importance considérable dans la psychologie du tuberculeux. L'impression qu'il laisse est ineffaçable.

L'hémoptysie éclate, brutale et imprévue, chez un malade qui allait mieux et commençait à se réjouir, parfois même chez un sujet qui jouissait jusqu'à ce moment d'une parfaite santé.

Soudain, à l'occasion d'un mouvement, d'un effort, d'un cri, d'une émotion, quelquefois sans raison, le malade a dans la poitrine l'inexprimable sensation de « quelque chose » qui se brise. Une angoisse étrange le prend à la gorge, il pâlit, il étouffe, et, du poumon, quelque chose, comme une mousse brûlante, monte peu à peu, lentement, et lui remplit la bouche d'une chaleur âcre. Il a besoin de cracher et il n'ose pas, il ne veut pas, il retient son souffle. Il concentre toutes ses forces dans l'immobilisation de son thorax, de sa tête, de tout son corps, il écoute des râles sinistres qui montent et descendent dans sa trachée comme de grosses bulles qu'il faut empêcher de crever, et tout son être se raidit dans une attente, dans une angoisse désespérées. Mais le besoin de respirer est plus fort. Vaincu, brisé, les lèvres pleines d'une écume rosée, il s'abandonne, se laisse aller, pris de nausées, incapable de résister à ce flot sanglant qui s'échappe, avec la sensation atroce de sa vie qui s'échappe avec lui, sans qu'il puisse la retenir.

Le malade conserve longtemps l'angoisse inexprimable de l'hémoptysie, mais la crise passée, les forces reviennent, et avec elles son insouciance chronique reparaît, aussi calme et aussi optimiste qu'avant, comme si aucun incident ne l'avait troublée. On rencontre même des tuberculeux que l'hémoptysie n'émeut pas, et qui « en prennent l'habitude ».

OBSERVATION XI

J'ai observé un jeune malade étonnant à ce point de vue :

Un jour une hémophtysie le surprit à la campagne pendant une promenade en voiture. Ne voulant pas effrayer les personnes avec lesquelles il se trouvait, il appliqua son mouchoir sur la bouche, et simula un saignement de nez. Pendant plus d'une heure, obligé de prendre part à la conversation et de se montrer gai, il eut l'extraordinaire énergie de supporter avec les cahots, la plus douloureuse des dyspnées.

Dans une autre circonstance, une hémoptysie le surprit à table. Il sortit quelques minutes, mais, pour ne rien laisser deviner à sa mère qu'il savait extrêmement impressionnable, il parla et rit avec les convives jusqu'à la fin du dîner, *déglutissant* les caillots de sang au fur et à mesure qu'ils arrivaient à l'arrière-gorge.

En regard de ces insouciants extraordinaires, il faudrait placer comme contraste, le tuberculeux « froussard » qui marche sur la pointe des pieds, parle à voix basse, ose à peine respirer dès qu'apparaît le moindre filet rose dans son crachoir.

V. D'une manière générale, les optimistes ne souffrent pas, ne sont pas incommodés par leur symptômes. quelquefois même ils éprouvent un étrange sentiment de contentement et de bien-être, d'autant plus remarquable qu'il peut être contemporain d'une aggravation très nette de la maladie. Comme l'optimisme. cette *euphorie* semble augmenter avec les progrès des lésions tuberculeuses et s'affirme surtout chez les malades dont le pronostic est le plus sombre. Elle est caractérisée par une sorte de griserie voluptueuse, une sensation factice de vigueur et de santé qui fait dire au tuberculeux : « Je me sens mieux. je sens que je vais guérir, je n'ai jamais été si bien ». Cette euphorie est rarement chronique, elle se montre par accès qui alternent avec des crises de « noir » et correspondent souvent à ces améliorations réelles, mais passagères, à ces rémissions et à ces accalmies trompeuses qui interrompent si souvent le cours de la maladie. Le tuberculeux se croit guéri, alors que son affection loin de désarmer, prépare sourdement de nouvelles attaques. C'est quelquefois une sorte de résurrection : le malade que l'on croyait perdu se relève, semble renaître à la vie et à l'espérance, caresse des rêves d'avenir, devient heureux, expansif, éprouve l'ineffable volupté de vivre du convalescent qui, le danger passé, regarde autour de lui. étonné de voir, de sentir et de vivre encore.

Cette métamorphose soudaine de l'état d'âme s'observe parfois d'une manière frappante chez les tuberculeux que l'on envoie dans le Midi. Ils ont quitté, la veille, l'atmosphère fade d'une chambre ou d'une salle

d'hôpital, la buée lourde d'une ville, le climat morose
et le ciel dépoli des paysages du Nord — et ils s'éveil-
lent soudain sur la lumineuse côte d'azur, en face d'un
des plus beaux décors du monde, fait de couleurs
claires, de parfums, de vie et de soleil, ayant comme
fond un ciel et une mer de rêve unis dans la même
limpidité bleue. Cette impression se grave dans le
cœur du poitrinaire et y reste ineffaçable. Il vit les
premiers jours dans un enchantement, dans un rajeu-
nissement continuels. Tout le charme et tout le grise :
ce soleil velouté des hivers de Provence qu'il « res-
pire » comme un parfum, les teintes exotiques du
paysage, si éclatantes qu'elles semblent neuves, la vie
exubérante et heureuse qui l'entoure, l'heure exquise
des couchers de soleil derrière les crêtes sanglantes de
l'Estérel, et le spectacle infini de la « Grande Bleue... »

Le tuberculeux est un être contemplatif. Obligé
d'échanger l'action contre le rêve, il devient specta-
teur, savoure le silence, la monotonie et le repos, il
aime et perçoit la nature avec l'hyperesthésie exquise
et les étonnements délicieusement puérils d'un convalescent.

..... Je sens avec effroi
Quelque chose de blond qui s'attendrit en moi [1].

La nature est comme un miroir où son âme rêveuse
et maladive aime à se réfléter. Il est triste et joyeux,
mélancolique et ardent avec elle. La mélancolie gran-
diose des soirées d'automne le rend triste « sans
savoir pourquoi », et la gaîté revivifiante des premières

---

[1] *L'Aiglon*, acte I, sc. XIII.

matinées de printemps lui met au cœur de nouveaux espoirs et la joie de vivre.

Les malades associent leur guérison ou leur bien-être au souvenir des paysages sympathiques où ils ont été heureux. Daremberg a écrit des pages ravissantes sur nos jolies stations méditerranéennes Dans les lettres expansives que Mérimée a datées de Cannes, on retrouve bien cet irrésistible besoin qu'éprouvent les poitrinaires de crier partout leur amélioration, d'extérioriser leur volupté de vivre.

Malheureusement cette sensibilité exquise et cette heureuse euphorie constituent pour le tuberculeux un danger menaçant, un piège dans lequel son optimisme ne tombe que trop souvent. Trompé par cette factice apparence de guérison, quelquefois cicatrisé, jamais guéri, il ne demande qu'à oublier son titre de poitrinaire et compromet son amélioration dans une périlleuse insouciance. Les « rechutes » les plus graves guettent ces malades euphoriques. Une hémoptysie survient, la fièvre reparaît, le pronostic s'assombrit. Un bouleversement simultané se fait dans le caractère du tuberculeux ; il était gai, tendre, expansif, il devient sombre, taciturne, hermétique jusqu'au jour où une nouvelle accalmie le rendra à sa gaîté et à son optimisme.

VI. Car l'état d'âme du poitrinaire, esclave de cette sensibilité exagérée, est essentiellement instable. Incapable de résister aux influences extérieures, il passe de l'extrême confiance à l'extrême abattement, de la joie la plus expansive à la tristesse la plus accablée. Il suffit, pour le rappeler à la réalité la plus sombre, d'une recrudescence des symptômes, d'une poussée fébrile, d'une hémoptysie » dont l'arrivée inopinée le terrorise en lui montrant la rouge image de la vie qui s'échappe à travers ses lèvres décolorées [1]. » On pourrait, chez beaucoup de tuberculeux, tracer au-dessus de la courbe de leur température et de leurs symptômes une courbe parallèle qui représenterait leur état d'âme et qui serait à peu près superposable à la première avec les mêmes ascensions, les mêmes crochets et les mêmes chutes. Le tuberculeux est peureux et lâche devant le symptôme, mais, celui-ci disparu, il retombe dans son insouciance.

La même instabilité s'observe du côté du caractère. Sa sensibilité maladive perçoit des impressions exagérées qui provoquent des réactions exagérées : d'où une mobilité et une susceptibilité d'humeur dont les parents, les amis, le médecin, les infirmiers sont les premiers à souffrir. Exceptionnellement, il est vrai, on rencontre quelques malades « braves et forts, à l'âme bien trempée, qui parcourent le calvaire de leur incurabilité avec la rectitude morale et le courage raisonné dont ils ont fait preuve toute leur vie [1] ». Mais, presque toujours, la maladie exagère les défectuosités de l'âme, le tuberculeux appartient à la classe insupportable des « mauvais caractères », il est changeant, lunatique, désagréable. Sa mobilité d'expression fait penser au mot de Sydenham à propos des hystériques : « Ce qu'il y a de plus constant en elles, c'est leur inconstance. »

[1] Letulle, *loc. cit.*

Hier, il était enjoué, expansif, aimant — aujourd'hui il est « de mauvaise humeur », sombre, taciturne, hermétique. Aujourd'hui il veut qu'on s'occupe de lui, ne permet pas qu'on le laisse seul — demain il sera hargneux, « énervé », et ne pourra supporter personne à ses côtés. Il supporte avec calme les plus grandes douleurs, mais le plus petit chagrin le brise. « Le pli d'une feuille de rose le fait saigner » écrivait George Sand en parlant de Chopin...

A côté des jours lumineux où il s'épanouit, heureux de vivre, de parler, d'extérioriser son bien-être, à côté de crises de sentimentalité et de tendresse féminines, il a des crises de « noir » et de « spleen », des jours désespéramment gris où il se recroqueville sur lui-même comme une plante délicate de serre froissée au moindre contact, où il est las de vivre et pense au dénouement de sa maladie comme à une délivrance.

Esclave de l'impression du moment, le tuberculeux est incapable de déguiser ses sentiments. Il a des sympathies et des antipathies inexpliquées aussi brèves que subites. Aigri par son titre chronique de malade, prisonnier d'un lit, d'une chambre ou d'un climat, il devient désagréable, grincheux, injuste, vindicatif, hostile, contradictoire. Il vous accable de son désenchantement au passage de la plus petite ombre et met son entourage à de cruelles épreuves de charité et de patience : il est exigeant, ingrat, capricieux, autoritaire, difficile à contenter. Il a des lubies fantasques d'enfant gâté qui veut tout ce qui lui plaît. La plus petite contradiction l'exaspère. Et rien ne le satisfait, car ce qui lui plaisait hier l'« énerve aujourd'hui [1]. »

[1] V. Forestier dans *Bel-Ami*.

Quelques-uns se rendent compte de l'aigreur de leur caractère et sont les premiers à en souffrir, mais ils ne sont pas assez énergiques pour « se dominer ». Un de mes camarades, tuberculeux, le reconnaissait douloureusement et ne manquait jamais de me dire après chaque crise : « C'est plus fort que moi, je comprends que j'ai mauvais caractère, que je suis très désagréable, mais ne m'en veux pas, je ne suis pas maître de moi, je suis irresponsable. » Et le poitrinaire, en effet, est souvent irresponsable comme peuvent l'être les névropathes, et les saillies méchantes de son caractère ne sont que les involontaires réflexes d'une sensibilité excessive et endolorie.

Au point de vue de l'affectivité, on peut rencontrer chez le tuberculeux les extrêmes les plus opposés.

Il y a le tuberculeux aimant et sentimental. Les impressions et les sentiments deviennent les seuls mobiles de ses actions. Son âme accessible se livre avec spontanéité. Il rend en affection et en reconnaissance les soins dévoués qu'il reçoit. Sa vie abrégée semble tenir dans ce mot : aimer. Il aime parce qu'il veut être aimé ; comme un enfant, il a un besoin instinctif de caresses et de douces paroles, il a besoin de confier ses joies et ses tristesses, ses rêves et ses désillusions, il a besoin, pour vivre, d'une atmosphère tiède et moelleuse, de tendresses fidèles et de dévouements attentifs. Mais si cette affectivité est surtout passive, s'il accepte sans compter de grands dévouements, le tuberculeux est souvent prêt à se donner lui-même et à se sacrifier pour ceux qu'il aime. Insouciant des jours qui lui restent, il est capable de tous les sacrifices et de tous les héroïsmes comme il est capable de toutes les folies.

Son infortune éveille sur son chemin de belles affections et d'irrésistibles sympathies. « Il semble que vous inspiriez l'affection à première vue et que toujours vous deviez trouver des âmes sympathiques qui se laissent prendre à ces yeux ardents et voilés de poitrinaire qui disent : « Je veux être aimé, aimez-moi, je vous aimerai. » L'amour, c'est la seule force, c'est le seul soutien du poitrinaire, son seul espoir dans la vie[1]. » Et cet amour a le charme mélancolique des histoires dont la fin est triste ou qui n'ont pas de dénouement.

VII. — Mais ces tuberculeux de roman tendres et sympathiques sont assez rares. Presque toujours le phtisique est égoïste.

L'*égoïsme* est un des traits les plus frappants du caractère du phtisique. On l'observe à toutes les périodes, même au début. Parfois, à peine esquissé, il peut atteindre les proportions les plus extraordinaires. Le tuberculeux égoïste ne pense qu'à lui et ne vit que pour lui. « Moi », voilà toute sa devise. Absorbé par ce moi, il l'impose partout, il ne parle que de lui, encombre les conversations des détails de sa maladie et de l'histoire de ses symptômes. Il vit dans une continuelle contemplation de lui-même et veut que sa santé devienne l'unique préoccupation de ses semblables. Il trouve toutes naturelles les marques de tendresse et de dévouement qu'on lui apporte. Il ne craint

[1] Daremberg. Le cœur des tuberculeux (*Journal des Débats*, 7 sept. 1899).

jamais de déranger ses amis, de mettre leur obligeance à contribution, oubliant même de les remercier, comme si leurs services lui étaient dus. Il arrive à des exigences spéciales, accepte de ses parents les plus grands sacrifices sans s'inquiéter du comment, sans songer aux conséquences qui peuvent résulter d'un simple caprice de sa fantaisie. Au Sanatorium, cet égoïsme se complique de jalousie : le tuberculeux veut qu'on s'occupe de lui avant tout les autres, il voudrait se faire plus malade encore pour attirer à lui toutes les attentions, il est jaloux des témoignages de sympathie ou d'affection qu'on accorde à ses voisins, remarque et note avec aigreur les détails les plus insignifiants et accuse volontiers son entourage de « préférences [1] ».

A Hauteville, comme je quittais une galerie où je venais d'interroger deux tuberculeuses qui m'avaient été plus particulièrement signalées, j'entendis derrière moi une malade s'écrier avec un ton d'inexprimable amertume : « Vous avez vu ! Il a parlé tout le temps aux « mêmes » ! »

Le tuberculeux égoïste n'aime personne ; sa famille, son entourage, tout ce qui n'est pas *lui* lui est indifférent. Le malheur des siens ne le préoccupe qu'à cause des ennuis qui peuvent rejaillir sur sa propre personne. Il devient hargneux et inabordable pour tout ce qui est étranger à sa santé ou à son plaisir. Volontairement taciturne, souvent misanthrope, il aime à s'isoler, rêveur et sombre « en confidence avec lui-même [1] ». C'est le *secum esse secumque vivere* du vieil-

[1] J'ai lu quelque part un mot charmant d'une jeune poitri-

lard de Cicéron. La reconnaissance affective qu'il montre quelquefois n'est qu'une manifestation intéressée de cette exaltation du moi : ce qu'on aime le plus chez les autres, c'est soi-même, et le tuberculeux aime parce qu'il veut être aimé.

Hyperesthésie pour lui-même, anesthésie pour autrui, voilà la caractéristique de cet égoïsme « la grande raison, l'unique refuge, la seule vraie, comme la dernière passion du poitrinaire[1] ». Normal chez le tuberculeux qui se soigne et qui veut vivre, il n'est, en somme, que l'exaspération de l'instinct de conservation.

VIII. Mais à côté de cet instinct, on observe souvent un phénomène absolument contradictoire, une hyperactivité et une *hyperexcitabilité* pathologiques qui poussent le poitrinaire à compromettre et à abréger sa vie dans les imprudences les plus folles. Cette hyperexcitabilité peut se montrer à toutes les périodes de la maladie et, notamment, au début où nous l'avons déjà signalée, mais c'est surtout à la fin qu'elle est remarquable, mise en relief par l'antithèse saisissante de cette hyperexcitation et de l'épuisement cachectique des forces.

Ces tuberculeux étonnent leur entourage par leur ressort et leur résistance. Grisés par l'euphorie trom-

naire, Mme d'Houdetot. Quelques jours avant sa mort, quelqu'un lui demandait :

— A quoi pensez-vous?

— Je me regrette, répondit-elle.

[1] Letulle, *loc. cit.*

peuse qui suit les rémissions de la maladie, avides et pressés de vivre, ils sont « énervés » dans une fièvre de projets et de plaisirs, « ne peuvent rester en place », se sentent pris par une soif insatiable de changement, de distractions et de jouissances qui les sollicite à se dépenser de tous côtés. Toutes leurs actions portent la marque d'une agitation frémissante, d'une hâte fiévreuse, parallèles à cette fièvre quotidienne qui tous les soirs fait monter leur thermomètre et met à leurs yeux un large cerne bleuâtre. Ces malades fébriles et éréthiques appartiennent à la classe des poitrinaires « qui font la noce », bien connus dans le monde cosmopolite des hivers de Nice et de Monte-Carlo, et qu'on rencontre partout, sur la promenade, en excursion, aux courses, aux fêtes, au théâtre, au casino.

C'est eux qu'on a vus pendant la nuit, pâles et frémissants, autour de tables de jeux, et c'est eux qu'on revoit le lendemain, dans les landaux de la Corniche, promenant leurs regards étincelants de fièvre au milieu de leur pâleur hâve et décharnée de cavitaires, secoués par des accès de toux déchirante que suit le même « geste furtif du mouchoir ou du gant guettant la tache rose au coin des lèvres [1] ».

A la suite de tant d'imprudences et d'excès (où les excès génésiques, comme au début, tiennent ordinairement la première place), une grave rechute ne tarde pas à se produire. Effrayé, et rappelé à la réalité, le malade devient sage pendant quelques mois, recueille de nouveaux éléments de résistance, puis se hâte de les

[1] A. Daudet, *Souvenirs d'un homme de lettres.*

gaspiller de nouveau, usant, brûlant ses dernières forces dans une vie désordonnée, folle, vertigineuse, qui ne s'arrêtera qu'à la limite extrême de l'épuisement [1].

Quelquefois, malgré ses fautes et ses folies, le tuberculeux garde la volonté de vivre comme ces « figurantes de music-hall qui, à souper, versent de la créosote dans leur Rœderer [2] ».

Certains, avides de mouvement mènent jusqu'à leur dernier souffle une vie errante, véritable course après la santé qui fuit sans cesse et qu'on espère toujours rencontrer au coin d'un nouveau site ensoleillé pendant l'hiver ou ombreux pendant l'été ; course folle, vraie ronde du Brésilien tuberculeux qui semble répéter à satiété : « Guérison, écoutez-moi donc ! » Et la Guérison dédaigneusement répond : « Jamais [3] ! ».

Mais il arrive que le poitrinaire garde la notion très précise des dangers auxquels sa vie déraisonnable l'expose. Cependant, il continue à « faire à sa tête », sourd aux supplications de son entourage, dans un orgueilleux défi à la maladie et à la mort, comme si une force invincible le poussait à cette vie fiévreuse et dévorante pour oublier et « s'étourdir ». Sous cette obstination paradoxale et farouche se cache souvent une logique amère et implacable.

« Je sais que je suis perdu, me disait un de ces malades. Je

[1] « Pacha » dans *Coins de Byzance* (Jean Lorrain).
[2] Jean Lorrain, *M. de Phocas.*
[3] Daremberg. L'esprit du tuberculeux *(Journal des Débats,* 31 août 1899).

sais aussi qu'avec un traitement méticuleux, dans un sanatorium
ou ailleurs, je puis prolonger ma vie de quelques années. Mais
à quoi bon une existence de chaise-longue et d'huile de foie de
morue? Je préfère deux ans de la vie de tout le monde à dix
ans de la vie de tuberculeux... Mon cher, lorsque les intérêts
ne suffisent pas, on entame le capital. »

« Combien de ces phtisiques condamnés par les
médecins et se sentant tombés à fond se livrent dans
les derniers mois à l'existence la plus déraisonnable,
aux dépenses les plus exagérées? Un tel surmenage,
tous ces excès prouvent seulement qu'ils ont décidé,
selon l'expression consacrée, de « mener courte et
bonne » cette vie dont les derniers beaux jours, ils le
savent, leur sont parcimonieusement comptés[1] ».

Ne pouvant vivre longtemps, le tuberculeux voudrait
vivre plus vite. La devise blasée de la Dame aux
Camélias est un peu la sienne : « Pourquoi pas? A
quoi bon? »... Sa vie va et s'use de l'un à l'autre de
ces deux mots, et, jusqu'à la fin, n'est plus qu'un
émouvant suicide chronique.

[1] Letulle, *loc. cit.*

CHAPITRE V

LES DERNIERS JOURS DU TUBERCULEUX

Cette vie dévorante précipite souvent le dénouement, et la mort peut frapper le poitrinaire brutalement, en pleine hyperexcitabilité [1]. Mais habituellement, des phénomènes psychopathiques particuliers annoncent et préparent la terminaison fatale.

Brisé par son activité et par ses excès, miné par la cachexie, le tuberculeux tombe dans une consomption profonde et traîne son agonie dans un vague et lent crépuscule.

Malgré l'absence de douleur, quelques malades assistent, nettement conscients, à leur fatale déchéance et gardent jusqu'à la mort la notion douloureuse de leur incurabilité.

Leurs derniers jours deviennent un atroce martyre pour l'entourage. Le caractère de ces phtisiques aigris et épouvantés par le pressentiment de leur fin exagère encore les défectuosités qui le composent naturellement. L'égoïsme s'exacerbe et devient féroce, sa capricieuse exigence ne connaît plus de limites. Ces suprêmes caprices de malade ont servi de thème à

[1] « M. Georges » dans *le Journal d'une femme de chambre*.

l'imagination de plus d'un charmant conteur. C'est l'histoire toujours touchante du manchon de Francine. C'est la mort délicieuse de cette petite poitrinaire, très pauvre, qui veut sur son lit des jouets et des fleurs rares.

Egoïste jusqu'à la fin, le tuberculeux reste ingrat, injuste, cruel pour ceux qui l'entourent, comme s'il les faisait complices de sa mort, gardant jusqu'à son dernier souffle cette expression de sombre et lointaine rancune de ceux qui meurent trop tôt pour leur ardeur et leur volonté de vivre. Et « bien avant l'effrondement terminal de ce reliquat d'organes représenté par 4o à 5o kilogrammes de matière humaine, il y a longtemps que chez le phtisique les qualités supérieures de l'âme sont définitivement désagrégées [1] ».

Quelquefois, le tuberculeux attend le dénouement avec une résignation tranquille et reste le malade aimant et doux que l'entourage a toujours connu, transfiguré par l'agonie, avec cette beauté suprême et irréelle, dégagée de la matière, que donne l'approche de la mort.

OBSERVATION XII

Une anecdocte touchante m'a été rapportée par un médecin qui donnait ses soins à un jeune poitrinaire très avancé.

La mère du malade ne cessait de lui répéter : « La seule grâce que nous vous demandions, c'est qu'il ne soupçonne jamais son état, laissez-lui jusqu'à la fin l'illusion de la guérison. »

Le mourant, en effet, entouré de tendres mensonges, paraissait heureux et caressait les rêves d'avenir les plus souriants. Mais un jour, se trouvant seul avec son médecin, il lui dit confidentiellement :

[1] Letulle. — *Loc. cit.*

— Je voudrais vous demander une grâce, docteur. Ma mère seule ne sait pas que je suis perdu, je vous supplie de lui laisser cette illusion jusqu'à la fin, elle souffrirait trop si elle savait.

Le médecin promit.

Le malade et sa mère continuèrent à se sourire et à parler d'avenir. Il mourut trois jours après.

En dehors des psychoses qui ne sont pas rares à cette période, les derniers jours du tuberculeux sont souvent marqués par un état euphorique spécial et bien connu dont l'apparition constitue un signe avant-coureur de l'issue fatale.

L'état du malade qui paraissait désespéré semble subir une heureuse accalmie : les symptômes s'amendent, les forces reviennent. Le malade jusque là plus ou moins conscient de sa consomption et de l'approche de sa fin, semble s'éveiller d'un pénible cauchemar. Il éprouve une étrange sensation de détente et de bien-être : « Jamais je ne m'étais senti si bien ! » Sur ses traits affinés et creusés par la maladie, se montre un apaisement heureux. Il ne souffre plus, il se sent mieux, renaît à l'espérance et parle avec attendrissement de sa guérison prochaine. Tout lui apparaît à travers le prisme enchanteur de sa belle illusion ; il est heureux et joyeux de vivre, il s'anime, fait les projets les plus riants. Et c'est en pleine résurrection, au milieu de ces rêves d'avenir, au milieu de cette gaieté souriante, si atroce pour le désespoir de l'entourage, que la mort, douce et imprévue vient le prendre.

Cet optimisme agonique, cette *euphorie terminale* ont frappé de tout temps les médecins et les personnes étrangères à la science. Il serait facile d'en réunir les exemples les plus saisissants et les plus invraisemblables.

Cette mort, dans sa beauté un peu théâtrale, fait penser souvent à ces personnages d'Ibsen préoccupés de « mourir en beauté ». C'est la fin, si vraie dans sa grâce romanesque, du poitrinaire qui se trouve « meilleure mine » dans son miroir, qui s'écrie : « C'est tout de même bon la vie ! » Il veut se lever, sortir, se griser de soleil et d'air pur. Et aux premiers pas il s'abat soudain dans les bras de ses amis, terrassé par une hémoptysie foudroyante.

J'ai vu un agonisant garder jusqu'à la dernière minute cette étrange euphorie. Son dernier mot, chuchoté d'une voix éteinte, à peine perceptible, à ceux qui se penchaient sur lui, fut : « Merci, je me sens mieux. »

« Je n'oublierai jamais, m'écrivait M. le Dr Vaudremet, de Cannes, le cas d'un de mes amis médecin de marine, tuberculeux, qui émacié, fébricitant, cadavérique, se regardait dans une glace et me disait : « Vois comme j'engraisse ! Dans six mois je reprends la mer et me fais envoyer au Sénégal. » Le lendemain il était mort. »

Voici une observation caractérisque que je dois à l'obligeance de M. le Dr Exchaquet de Leysin.

OBSERVATION XIII

« Un de mes anciens camarades d'internat, médecin très distingué, tombé malade pendant ses études, avait suivi sur lui-même les progrès de la maladie jour par jour et année par année avec le sang-froid le plus stoïque et le plus calme. Il m'écrivait un jour : « J'arrive au bout et vais te demander tes soins, j'aime mieux mourir à l'ombre des châtaigniers de Bex (où j'exerçais alors) que dans notre grilloire de N.. » Il était en effet déjà bien bas, et après trois mois de lutte, rentrait chez lui n'ayant plus apparemment que quelques semaines à vivre, il avait pris toutes ses dispositions, désigné tous les souvenirs qu'il désirait laisser à ses amis.

Quinze jours après son départ, j'allai le voir et le trouvai haletant, évidemment il n'avait plus que quelques jours à vivre. Les premières paroles en me voyant furent textuellement celles-ci : « Je suis guéri. Tu me diras que c'est fou, mais je le sais, et malgré tout j'en suis sûr. » Huit jours après il mourut à la veille de son départ pour Madère où il voulait aller envers et contre tous. »

Rien n'est saisissant comme le contraste de cette illusion suprême et de l'agonie de ce corps misérable, déjà cadavre avant d'être mort, comme la beauté tragique de cette mort douce et sereine si tristement et si souvent la fin de « la plus curable des maladies chroniques ».

CHAPITRE VI

LE TUBERCULEUX A L'HOPITAL

L'étude de la psychologie du tuberculeux présente
à l'hôpital des difficultés souvent insurmontables. En
dehors de l'ennui et de la difficulté de toute observation psychique, on se heurte à des malades taciturnes, méfiants, hermétiques qui ne savent pas ou ne
veulent pas s'observer. Pendant les premiers jours qui
suivent son entrée, le malade, brusquement isolé,
séparé des siens, transporté dans un milieu étranger et
impressionnant, se replie, se recroqueville en quelque
sorte sur lui-même, et, en devenant un numéro, perd
pour ainsi dire sa personnalité.

Le tuberculeux de l'hôpital ressemble aux autres
tuberculeux et, comme eux, se fait remarquer par l'instabilité et la variabilité de son état d'âme et de son
caractère. Mais, même en se contentant d'une « impression » générale, on peut noter chez eux quelques nuances intéressantes.

Tous les poitrinaires de l'hôpital ne sont pas optimistes, mais quand ils le sont, leur observation est
caractéristique. Ils réalisent alors le type saisissant du
tuberculeux qui ignore son mal et court à sa mort dans
l'aveuglement le plus complet. Rien ne l'effraye, ni la

phraésologie scientifique qui cache son diagnostic et son pronostic, ni son « observation » chargée d'antécédents suspects ou de symptômes significatifs, ni les examens répétés auxquels il prête sa poitrine, ni les regards de pitié impuissante qu'on lui lance en passant. C'est la jeune malade qui sourit et dit : « Oh ! je vais bien mieux : » qui, la veille d'une hémoptysie foudroyante, demande à sortir pour aller reprendre son travail ou aller « à la campagne ». J'ai entendu un soldat, quelques jours avant sa mort, demander avec insistance un congé « pour aller aider ses parents à moissonner, parce que c'était la saison des blés ».

A côté de ces optimistes et de ces inconscients, on trouve d'autres malades qui se savent tuberculeux, soit à cause de l'évidence de leurs symptômes soit, par accoutumance avec les mêmes termes scientifiques entendus tous les matins. Quand, surpris de leur clairvoyance on les interroge avec ménagement, on est plus surpris encore de rencontrer chez eux une sécurité d'âme et un espoir presque aussi accentués que chez les précédents. Ils semblent heureux, se résignent facilement à leur mal dont ils connaissent pourtant toute la gravité. Cet état d'âme s'explique peut-être si on compare le malade actuel et ce qu'il était, le repos, les soins, l'alimentation substantielle, l'hygiène salutaire qu'il trouve à l'hôpital, et l'isolement, le dénuement, les tristesses navrantes de sa maladie avant son entrée.

Il se sent mieux, s'abandonne à une paresseuse insouciance, ne songe qu'à jouir égoïstement de ce nouveau bien-être, sans s'inquiéter du passé ou de l'avenir.

A cette euphorie naturelle, il faut joindre une résignation peut-être inconsciente, peut-être philosophique,
assez fréquente dans les milieux hospitaliers. L'ouvrier
ou l'ouvrière ne connaissent ni les regrets ni l'obsession du passé qui hantent les malades riches, ils s'aban-
donnent à leur sort avec cette précieuse faculté de ne
vivre que pour l'heure présente, avec cette insouciance pleine de sagesse, privilège des simples et des
ignorants. Ils sont malades sans amertume et meurent
avec simplicité.

On assiste rarement à l'hôpital au drame déchirant
du malade qui « ne veut pas mourir ». S'il n'est pas
optimiste, s'il perd ses dernières illusions sur sa guérison il n'en accepte pas moins sa destinée comme il le
voit, sans révolte et sans épouvante. Et rien n'est touchant parfois comme la douceur résignée de ces victimes de vingt ans qui, sans amertume, un sourire
triste sur les lèvres, descendent du lit d'hôpital à la
table d'ardoise de l'amphithéâtre.

OBSERVATION XIV

Marie G.-C , dix-huit ans, tisseuse, entrée le 20 avril 1901.
2ᵉ femmes fiévreuses, N° 13, morte le 10 août. Cavitaire.

— Pourquoi êtes-vous entrée à l'hôpital?

— J'ai « *la bacillose* ».

— Bacillose?... Savez-vous ce que cela veut dire?

— C'est la tuberculose.

— Et la tuberculose?

— C'est la « maladie de poitrine ».

— Vous croyez être poitrinaire?

— Je ne le crois pas, j'en suis sûre. M. Roque, hier, m'a

montré du doigt en passant et m'a dit : Le 13, bacillose. J'ai demandé au 11 ce que cela voulait dire.

.— Notre voisine n'en sait rien. Vous vous inquiétez inutilement.

— Oh! je ne m'inquiète pas! à quoi bon? Si j'avais des parents à la campagne, j'irais y habiter; mais ici, je vois bien que je ne pourrai pas guérir. »

OBSERVATION XV

Jeanne C..., vingt ans, sort d'un orphelinat. 2° femmes, n° 20 (mai 1901). Forme aiguë.

— Comment allez-vous?

— Toujours la même chose. Je n'ai plus craché de sang, mais je tousse dès que je change de position, et puis, il y a des moments où j'étouffe. C'est ma poitrine qui est malade.

— Vous n'êtes pourtant pas poitrinaire?

— Oh! mes amies de pension me l'ont bien assez dit! Il y en a même une qui, lorsque je suis partie, m'a dit « de lui garder une place au ciel »!

— Vous vous croyez donc bien malade?

— Oh oui! Je transpire tout le temps! Et puis, je n'ai jamais été très forte de la poitrine, tous les hivers je toussais et je ne me soignais pas. Ce qui m'arrive maintenant me serait bien arrivé un jour ou l'autre!

— Je crois que vous vous inquiétez beaucoup trop.

— Oh! je n'ai pas peur de mourir, ça m'est bien égal. Une de mes amies est morte aussi poitrinaire, et ça ne l'avait pas effrayée. Elle nous a fait ses adieux.

— On ne meurt pas si jeune !

— Il y en a qui meurent bien plus vite que moi !

CHAPITRE VII

LE TUBERCULEUX AU SANATORIUM

Le tuberculeux du sanatorium a une physionomie personnelle qui démontre bien l'influence du milieu sur la psychologie du malade : « Le sanatorium, dit M. le Dr Exchaquet de Leysin, par la réunion même de malades de même genre crée un milieu assez spécial où les préoccupations de santé dominent, sans doute, mais où on se familiarise, par contre, avec les incidents et les accidents de la maladie, de façon à créer une accoutumance qui émousse jusqu'à un certain point, pour la plupart des malades, les craintes et les sensations. On y voit un peu ce qu'on décrit chez les militaires en campagne. »

I. En entrant au sanatorium, le tuberculeux perd en quelque sorte la virginité de son état d'âme. Il vient là *parce qu'il* est tuberculeux et *pour* guérir. En franchissant le seuil, il s'est dépouillé de tous les préjugés vulgaires et a revêtu une sorte « d'uniforme » de malade composé de notions très précises sur la tuberculose et son traitement.

On lui a montré sa maladie dépouillée de cette auréole fatale que lui prête l'imagination effrayée du public, on lui dit que le tuberculeux n'est pas un phtisique, on l'a convaincu de la curabilité de ses lésions.

Le sanatorium devient pour lui, selon le mot de Landouzy, une maison d'éducation. On lui apprend à s'observer et à se soigner, on lui apprend à être son propre médecin, on l'initie à la stratégie de son traitement. Ce traitement est long et sévère. Il a déjà exigé des sacrifices et des renoncements : famille, fortune, ambitions. Il exige maintenant une volonté et une persévérance à toute épreuve mais, au bout de ses efforts, on lui a fait entrevoir cette récompense : la guérison.

Isolé de son entourage dont le voisinage entretenait chez lui une sensibilité maladive et vibrante défavorable à son rétablissement, transplanté au milieu des malades comme lui, à l'abri des tentations et des distractions, il trouve, avec le calme moral, la volonté de guérir et l'énergie de se traiter. Dans ce corps à corps incessant entre le bacille de Koch et sa volonté, il arrive à déployer une énergie, une intelligence et une patience étonnantes, contrastant avec l'asthénie psychique et l'aboulie que l'on observe habituellement.

« Enraciné dans cette vie qu'il lui faut vivre, qu'il veut vivre et qu'il peut vivre, le tuberculeux entre dans une sorte d'état auto-suggestif au cours duquel tout ce qui lui reste de forces se concentre sur l'observation de lui-même : son appétit, son sommeil, ses diverses fonctions viscérales, sa fièvre, ses sueurs deviennent, sinon son unique souci, du moins l'occupation dominante de sa vie. [1] »

[1] Letulle, *loc. cit.*

Le malade « s'écoute vivre. »

Dans la journée du sanatorium toutes les minutes sont prises, comptées, étiquetées sur un programme sévère, les détails les plus insignifiants sont notés avec une précision mathématique. Cette réglementation étroite et cette discipline rigoureuse viennent à l'aide de la volonté vacillante du tuberculeux et se substituent à elle. On est surpris de voir le malade qui, d'abord ne se soumettait qu'avec méfiance, arriver, par la force de l'entraînement et de l'exemple, à se plier à ce « caporalisme » sans paraître même se rendre compte de ses exigences.

On rapporte du sanatorium une impression originale et ineffaçable. Ici, on parle tuberculose tout le jour, beaucoup plus en médecin qu'en malade, sans ces ménagements, sans ces sous-entendus en usage dans le public. Le malade parle de sa toux, de son expectoration, de ses bacilles, de sa température rectale ou buccale et de ses selles, il prend « son observation » avec la précision consciencieuse et l'indifférence professionnelle d'un médecin... « Ah! si je pouvais m'ausculter moi-même! » me disait un malade d'Hauteville...

Ce souci méticuleux, presque religieux, de l'auto-observation, a quelque chose d'original et parfois d'amusant. Les malades tracent eux-mêmes la courbe de leur fièvre., attendent l'heure de « leur température », impatients de voir s'il y a ascension ou chute, état stationnaire ou progrès. En regard de chaque oscillation, ils aiment à inscrire les menus incidents de la journée, les moindres détails susceptibles de l'avoir influencée : — Promenade de deux heures. — Mal dormi. — Ecrit trois lettres. — Longue discussion avec M. X..., etc. Il faut avoir entendu ces enthousiasmes de malade : « Ah! je n'ai *que* 38,4, ce soir ! »

A côté de la température, la balance est un grand facteur de la psychologie du tuberculeux de sanatorium. C'est pour lui un second thermomètre qui représente le but de huit ou quinze jours d'efforts, ses arrêts sont attendus avec une impatience anxieuse. Le mot *poids* prend à la maison de cure une importance considérable. Profits et pertes sont inscrits régulièrement, ponctuellement, et d'eux dépendent la gaîté et le bonheur de plusieurs jours. Certains malades construisent des « tables » compliquées, avec fiches rouges, noires, etc. accompagnant les « marques » d'annotations extraordinaires du genre de celle-ci, « cueillie » à Leysin : « Pesé un jour d'orage ».

II. Dans cette préoccupation continuelle de la maladie, on pourrait craindre que le tuberculeux, hypnotisé sur le même sujet, ne perde sa tranquillité et ne tombe dans une dépression morale fâcheuse pour son pronostic. Il n'en est rien.

Les personnes qui ne connaissent les sanatoriums que de nom, aiment à se les représenter, à travers leur imagination, comme de tristes asiles où des malheureux, plus ou moins résignés, vont chercher, dans l'espoir chimérique de leur guérison, une mélancolique consolation. Ils classent la maison de cure avec les hôpitaux d'*incurables* de l'île des « Morticoles », ils écriraient volontiers sur son fronton :

Lasciate ogni speranza.

Ces considérations, et bien d'autres encore, ont la même valeur que le préjugé qui fait du phtisique une victime à l'air fatal, il n'existe que dans l'imagination faussée des personnes qui continuent à voir le tuberculeux à travers un convenu sentimental de théâtre.

Le tuberculeux du sanatorium n'est pas plus triste d'être tuberculeux que le collégien n'est triste d'être enfermé. L'un et l'autre en prennent vite leur parti.

Il suffit, pour s'en convaincre, de franchir le seuil d'un sanatorium, de traverser une galerie aux heures de « cure ».

Les malades, étendus sur leur chaise longue, immobiles et, l'hiver, enfoncés frileusement sous leurs couvertures et leur peau de mouton, rêvent, lisent, causent, plaisantent. Des conversations chuchotées s'engagent d'une chaise à l'autre, coupées de rires ou d'exclamations, interrompues parfois par de longues périodes de silence et de recueillement.

Partout, sur les visages et sur les choses, c'est la même impression réconfortante de bien-être et de « chez soi ». Et, lorsque tout à coup, un accès de toux, une voix au timbre rauque ou voilé, le bruit sec d'un crachoir qui se ferme, éclatent dans le silence, on est surpris d'être rappelé à une réalité qu'on avait à peu près oubliée.

Le malade lui-même qui ne peut se défendre en entrant au sanatorium d'un sentiment instinctif d'effroi et de défiance, est agréablement surpris d'y trouver une société de gens si joyeux, si peu « malades », si peu

semblables aux « phtisiques » qu'il avait vus en imagination [1].

Dans ce milieu gai et paisible, les malades confiants
dans leur curabilité, « se laissent aller », oublient leurs
préoccupations antérieures, oublient même leur titre
de tuberculeux et arrivent à se considérer comme des
individus normaux.

Je me rappelle un mot charmant d'un pensionnaire d'Hauteville : « Ici on ne reçoit pas de malades ! » — « Il n'y a pas de
malades ici, me dit un autre, il n'y a que des gens qui suivent
un régime. Il n'y a de malades que ceux qui sont cloués au lit par
une hémoptysie ou une température au-dessus de 39° ».

III. D'ailleurs au sanatorium comme dans la vie ordinaire, le tuberculeux est optimiste. Ce mot optimiste
semble assez impropre pour exprimer son état d'âme
qui est fait surtout de confiance et de sécurité. Mais en
dehors même de cette tranquillité, et bien qu'il lui soit
difficile de garder des illusions sur l'état de ses poumons,
il ne reste pas à l'abri de l'optimisme, et, si celui-ci n'est
pas éclatant, s'il ne s'impose pas comme chez les autres
tuberculeux, s'il demande quelquefois à être cherché,
il n'en est pas moins réel et indéniable.

Cet optimisme peut se manifester comme chez le poitrinaire libre par une tendance instinctive à l'atténuation et à l'explication de ses symptômes. Ainsi on rencontre des malades qui, soit dans un but intéressé

[1] Un ancien pensionnaire d'Hauteville, M. Gandolfi a publié
ans un journal de Milan *Il Tempo*, ses impressions « d'entrée »
(10-12 mars 1901).

(sortie, promenade, etc.), soit sans motif apparent, « carottent » en sens inverse, annoncent par exemple une température plus basse que celle qu'ils ont constatée : Le médecin est quelquefois obligé de passer dans les galeries pour contrôler les températures. De plus, ils ne sont jamais embarrassés pour trouver la cause *extra-pulmonaire* d'une ascension de température ou d'une diminution de poids.

Mais c'est dans la *comparaison* que l'optimisme du sanatorium se manifeste le mieux.

La comparaison est la grande préoccupation de tout malade en général, mais principalement du tuberculeux. Dans la vie ordinaire, cette comparaison est toujours à son désavantage, il voit autour de lui des gens bien portants qui s'amusent, qui rient, heureux et fiers de leur santé. Les moindres incidents de sa vie lui rappellent douloureusement son infirmité et son infériorité. D'où la fréquence de ces caractères désagréables, aigris et grincheux. Au sanatorium, au contraire, il se trouve au milieu de tuberculeux, qu'il juge instinctivement plus malades que lui, ou de tuberculeux améliorés ou guéris. Ce qui le rassure et flatte son amour-propre : « Ici, nous sommes chez nous ! »

Ce besoin de comparaison a son avantage, pessimiste pour autrui, optimiste pour lui-même, est un des traits les plus frappants du tuberculeux du sanatorium. Un malade a, par exemple une hémoptysie : son voisin prend immédiatement un air très effrayé et s'écrie. « Si j'avais des hémoptysies, je ne resterais pas là ! ». Huit jours plus tard, ce sera à son tour de cracher du sang et au tour de son voisin de s'effrayer et de le plaindre. L'exemple que j'ai cité plus haut (Obs X) se reproduit dans des circonstances analogues.

Interrogez chaque tuberculeux isolément, tous vous déclarent que leurs voisins sont très malades et très optimistes ; lui seul est légèrement atteint et curable. « Moi ? je ne compte pas, je suis un poitrinaire « pour rire ! »

Bien plus, certains malades ne sont pas tout à fait convaincus de leur tuberculose, certains même la nient résolument. A côté des indécis qui se répètent à eux-mêmes cette question : « Suis-je bien tuberculeux ? » il y a ceux qui n'ont qu'une « petite bronchite », il y a ceux qui n'ont « rien ». Et, fait remarquable, presque toujours ces malades sont envoyés au sanatorium *parce qu'ils* sont tuberculeux, et le médecin de l'établisement ne leur cache rien sur leur état. Il semble que le malade, mis en face de la réalité, essaye encore de détourner la tête pour ne pas le voir, et conserver encore ses doutes, comme cet oiseau du désert qui, au moment d'être pris par le chasseur, pique sa tête dans le sable pour ne pas être vu.

C'est le fait qui m'a le plus frappé à Hauteville, et je pourrais en citer de nombreux exemples :

OBSERVATION XVI

Je n'oublierai jamais avec quel sursaut indigné sur sa chaise longue une jeune tuberculeuse que j'interrogeais me répondit :

— Oh ! mais je ne suis pas tuberculeuse, moi !

— Mais pourquoi êtes-vous venue ici ?

— Parce que le Dr R... m'y a envoyée.

— Vous étiez malade à ce moment ?

— Je toussais un peu, mais c'était insignifiant, on m'a dit que c'était « nerveux ».

— Avez-vous craché du sang ?

— Jamais, ou plutôt j'en ai craché une fois, mais si peu que ce n'est pas la peine d'en parler. *D'ailleurs, il ne venait pas de la poitrine.*

— Avez-vous des bacilles dans les crachats ?

— Je ne sais pas.

— Vous n'avez donc pas demandé à M. Jonnart ?

— Oh ! je n'y ai pas pensé.

— Vous n'avez pas eu de poitrinaires dans votre famille ?

— Non, mon père est mort de la poitrine, mais c'est parce qu'il avait « pris froid ». J'avais quatre frères, j'en ai perdu trois, mais aucun de la poitrine, deux de méningite, l'autre, je ne sais pas.

— Mais, en définitive, pourquoi vous a-t-on envoyée ici si vous n'êtes pas tuberculeuse ?

— Je suis venue pour me préserver de la tuberculose. »

C'est la même réponse que me faisait un malade du sanatorium de N.., bacillaire confirmé que j'avais « interviewé » sur son état d'âme : « Je regrette de ne pouvoir vous fournir des renseignements sur ce sujet. Je ne suis moi-même pas tuberculeux, et ce n'est que pour me préserver de la maladie que je suis venu ici. »

Enfin, à côté de ces observations, on pourrait citer dans le même ordre d'idées des réflexions amusantes du genre de celle-ci cueillie textuelle sur les lèvres d'une ouvrière de dix-neuf ans : « Je ne suis pas tuberculeuse, on m'a envoyée pour des « *lésions* bacillaires », c'est le médecin qui me l'a dit, mais ce n'est pas de la tuberculose ! »

IV. En face des optimistes, il y a ceux qui ne le

sont pas, et ceux-là se présentent sous des aspects très différents, formant une gamme intéressante depuis l'indifférence jusqu'au pessimisme le plus « noir » .

Il y a les méthodiques suivant leur traitement avec une exactitude presque automatique.

Il y a les résignés : celui qui a renoncé à tout espoir de guérison, mais qui, au fond de son cœur, compte bien sur l'amélioration ; celui qui « en a pris son parti » : « On m'a dit que je guérirai dans deux ans, voilà deux ans que je me soigne en vain. Je ne me fais plus d'illusions, je vois bien que je traînerai *peut-être* mon mal *toute ma vie.* »

Il y a les « froussards », celui qui marche sur la pointe des pieds de peur d'une hémoptysie, celui qui garde le lit dès qu'il a 38 degrés et le garderait sept ans s'il avait 38° pendant sept ans.

Il y a le blasé, le vieux tuberculeux qui a couru de sanatorium en sanatorium, qui, tous les soirs, serre la main à ses voisins : « Je ne vous dis pas, à demain, je ne m'éveillerai peut-être pas... » et qui, avant de se coucher, prépare sur la table de nuit les cuvettes, les ventouses, l'ergotine, toute une pharmacie prête en cas d'hémoptysie.

Il y a le fanfaron, le malade qui, à côté des timorés et des timides n'osant pas prononcer le nom de tuberculose, pose à l'incurable, parle avec ostentation de ses cavernes, de ses bacilles, de son poumon ; le malade qui « blague à froid », dit que la guérison est un leurre, et déprime ses voisins impressionnables par ses histoires et ses commentaires macabres. C'est d'ailleurs le plus souvent une pose d' « ancien » qui veut « épater son bleu », ou une forfanterie tapageuse, rappelant l'enfant qui chante dans l'obscurité pour ne pas avoir peur.

Il y a le pessimiste vrai, silencieux et sombre, tantôt dédaigneux des paroles d'encouragement, tantôt, au contraire, les buvant avec avidité et essayant de lire votre sincérité dans vos yeux.

Enfin, le « lunatique », sensible et émotif, passant du décou-

ragement le plus morne à la joie la plus expansive, réglant son
état d'âme sur les pesées de sa bascule, le tracé de sa température ou la couleur de son expectoration.

V. Au point de vue du caractère, mêmes variétés et
mêmes nuances nombreuses. L'égoïsme se développe
beaucoup au sanatorium comme chez tout tuberculeux
qui se soigne. Mais, du côté de la sensibilité, on
observe moins cette irritabilité habituelle au tuberculeux libre. Les caractères restent mobiles et chan-
geants, mais moins énervés, moins désagréables. Cette
nervosité qui se développe au maximum dans la solitude
ou au contact émollient de l'entourage, est limitée ici
par la vie commune, comme si les caractères s'usaient,
se polissaient, s'égalisaient par leurs contacts et leurs
frottements réciproques.

VI. Au-dessus de ces traits si variés et les dominant,
on observe au sanatorium un état d'esprit qui lui est
particulier : c'est la tendance du tuberculeux à l'enfantillage, à une sorte *d'infantilisme intellectuel*.

Dans la vie ordinaire, le poitrinaire se conduit comme
un enfant ; au sanatorium, il se conduit comme un
collégien. Le sanatorium laisse une impression bizarre
de pensionnat. Dans les cours les hommes jouent ou
se promènent par groupes. donnant la sensation d'une
récréation de collège entre deux classes. Dans les pavil-
lons réservés aux femmes, dans les galeries de cure,
ce sont des rires étouffés, des accès de gaieté folle et
contagieuse, à propos d'un rien. « Ici, nous redevenons
toutes un peu gamines, » me dit une malade. Et dans
la cour, autour des jeux de « croquet », dans les salles

de réunion où elles se penchent sur des ouvrages de couture ou de broderie, on est surpris de ne pas leur voir le grand tablier noir des pensionnaires, c'est la même animation tapageuse, la même impression insouciante et joyeuse d'un pensionnat[1].

Des collégiens, les tuberculeux ont à la fois l'air et le caractère. Comme eux, ils sont légers, insouciants, indociles et indisciplinés sans savoir pourquoi, dès qu'ils ne se sentent plus surveillés, pour le seul plaisir de faire du bruit, de faire une « bonne farce » comme en étude, derrière le dos d'un « pion ». A Hauteville, où la discipline est sévère, le médecin est parfois obligé de se doubler d'un proviseur, de « consigner » les malades pour « bruit au réfectoire », etc., d'employer même la peine du renvoi pour briser certaines résistances individuelles.

Je dois à l'obligeance de M. Bodier, ancien directeur de la Colonie agricole du Cannet (pour indigents convalescents de tuberculose pulmonaire), des anecdotes intéressantes sur l'indiscipline et l'insouciance des jeunes tuberculeux.

Un jour, des malades sortent de l'établissement avec une autorisation de deux heures. La journée entière se passe sans qu'on les voit rentrer. Le soir, le Directeur reçoit une dépêche d'un pensionnaire annonçant que l'un d'eux avait été surpris par une grave indisposition qui retardait leur retour... Ils rentrèrent dans la nuit à peu près ivres.

Un autre jour, cherchant une distraction, ils s'amusent à jeter des pierres sur les promeneurs qui passent sous les murs de la propriété. Un des promeneurs, plus endommagé que les autres, entre dans l'établissement pour demander des explications.

[1] Hauteville, décembre 1901.

Aussitôt un des malades se détache, va à sa rencontre, se pré-présente comme étant le Directeur de la Colonie, répond à la plainte de l'étranger par des exclamations de colère indignée contre ses pensionnaires, et le renvoie enfin avec la promesse de « sévir énergiquement contre les coupables », etc.

Cette légèreté insouciante, cet enfantillage indocile prédisposent les jeunes tuberculeux à toutes les impru-dences et à tous les excès. Ils perdent, en une sortie de quelques heures, le bénéfice de plusieurs mois de traitement, et incapables de se modérer dans le travail ou dans le plaisir, épuisent leurs forces en excès de toutes sortes. Leur « mise en tutelle » est indispen-sable. Il laissent l'impression de malades qui ne se rendraient pas compte de la gravité de leur mal, d'enfants qui se laisseraient soigner avec plus ou moins de doci-lité et sans se demander pourquoi. Un mot résume tout cela : ce sont des « gosses ».

Cet esprit d'enfantillage tient sans doute à l'agglo-mération oisive et à la vie de communauté. Il est du même ordre que celui qu'on observe dans les casernes ou dans les grandes écoles qui continuent la vie mo-notone et déprimante du lycée, avec « le rétrécisse-ment de l'horizon, la vie entre gens spéciaux, la per-sistance d'enfantillage qui se développe dans les milieux clos (¹) ».

Mais aux inconvénients de cette vie en commun, aux dangers de cette oisiveté et de cette continence, il faut ajouter l'hyperexcitabilité normale chez la plu-

---

¹ Hugues Le Roux, *Nos fils, que feront-ils ?*

part des tuberculeux, cette excitation génésique qui crée les intrigues romanesques et les « flirts » passionnés [1], tout ce besoin d'activité, de distractions et de sensations qui hante leur cerveau... saillies de caractère que ni la volonté, ni l'éducation, ni l'entraînement ne sont capables de niveler ou de cacher et qui donnent aux tuberculeux de tous les pays et de tous les milieux, un trait frappant et immuable au milieu de leur instable personnalité.

[1] Cette excitation est un des traits les plus saisissants de la vie de sanatorium. Elle explique certaines anecdotes extraordinaires qui courent les stations de tuberculeux : le mari malade qui veut entraîner dans la mort sa femme rayonnante de santé, la femme malade qui sait que son mari en épousera une autre après sa mort et puise dans sa jalousie la puissance de vivre — les femmes qui s'éprennent du médecin secrètement — et ces petits scandales journaliers dont les filles de chambre, les musiciens de l'orchestre, les portiers, deviennent les héros complaisants. M. P.

DEUXIÈME PARTIE

CHAPITRE PREMIER

L'ÉTAT INTELLECTUEL

L'étude de l'état intellectuel du tuberculeux pourrait se réduire à cette phrase qu'on trouve dans la plupart des traités classiques : « Au milieu de sa déchéance générale, le tuberculeux conserve intactes ses facultés intellectuelles. » Cette opinion courante répond en en effet à la majorité des cas, et la coexistence de cette santé intellectuelle et de la cachexie organique, ce *mens sana in corpore læso* n'est pas un des traits les moins frappants de la psychologie du malade. Cependant, en dehors de troubles éclatants et sous une intégrité apparente, la volonté et l'intelligence peuvent présenter des modifications et des nuances souvent intéressantes. Les facultés intellectuelles n'échappent guère à l'action dépressive de l'infection tuberculeuse sur l'être vivant, elles ont leur histoire pathologique comme le corps.

I. 1° A première vue, la volonté du phtisique semble normale ou même exagérée.

Il y a *hyperexcitation* : ce sont les tuberculeux volontaires, têtus, obstinés, intraitables même dans la défense de leurs idées. Mais ils manquent de constance, et leurs idées varient facilement et sans motif d'un jour à l'autre.

Ils exécutent ce qu'ils ont « voulu » avec une énergie farouche et infatigable, ne reculent devant aucun obstacle, agissant parfois comme des impulsifs sans songer aux conséquenses de leurs actes, capables de tous les prodiges comme de toutes les folies. Cette volonté et cette énergie, bien dirigées, « canalisées », peuvent être utilisées pour le traitement au grand profit du malade. Mais le plus souvent elles le poussent à une hyperactivité dangereuse : incapable de se modérer, il compromet sa santé dans toutes sortes d'excès et d'imprudences.

Cette excitation anormale de la volonté est parallèle à l'hyperexcitabilité physique que nous avons signalée chez beaucoup de poitrinaires : éréthisme momentané, trompeur, sous lequel se cache, en réalité, l'organisme le plus affaibli et le plus compromis : phénomène analogue à cet état physique décrit sous le nom de « faiblesse irritable » caractérisé par l'impuissance de résister à une excitation, par la plus grande facilité des réflexes. De même, sous ces crises de volonté, se cache souvent l'aboulie.

2° Cette *aboulie* que nous avons constatée surtout au début de la tuberculose, parfois assez marquée pour donner une physionomie particulière au malade et ne pas être négligeable au moment du diagnostic précoce est caractérisée par deux phénomènes : affaiblissement et paresse de la volonté, et se manifeste par des signes très nets : changement de caractère — apathie, indifférence — « peur » de l'effort — paresse de vouloir — tendance à « renvoyer au lendemain » — tendance au repos et à l'immobilité. Elle coexiste avec l'asthénie physique, naît et disparaît avec elle. Elle est perçue par le malade, parfois au même degré douloureux que cette asthénie, comme une sorte de dépression du « tonus » vital. Elle aboutit à l'*insouciance* : le tuberculeux ne se soigne pas parce que son traitement demande à sa volonté un effort qui lui est pénible et un traitement dont elle est incapable.

Quelle est la nature de l'aboulie du tuberculeux?

De cette torpeur, de cette atonie de la volonté il ne faudrait pas conclure à sa disparition ou à son anéantissement. Il y a paresse et faiblesse, mais il y a possibilité de force. Ce n'est pas davantage de l'irrésolution : l'irrésolution est due soit à la pauvreté des idées, soit au contraire à une richesse excessive et confuse qui rend difficiles leur triage, la pesée des motifs et le calcul des conséquences. Chez le poitrinaire nous n'observons rien de tout cela, il n'y a ni pauvreté d'idées ni « embarras du choix », le poitrinaire *veut* comme un individu normal et son acte de volonté est aussi complet, mais il ne s'extériorise pas, ne se transforme pas en volonté active. Car vouloir, ce n'est pas seulement choisir pour agir, c'est aussi agir, la volition est un passage à l'acte[1]. Le tuberculeux est aboulique parce que ce passage à l'acte est pénible et désagréable à son

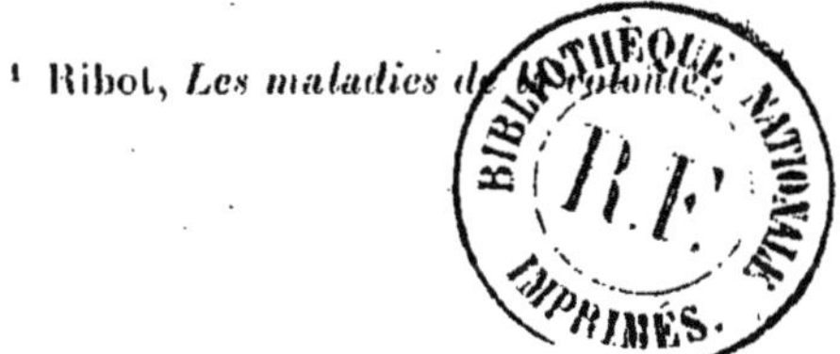

[1] Ribot, *Les maladies de la volonté*.

BIBLIOTHÈQUE NATIONALE — R. F. — IMPRIMÉS.

asthénie musculaire, parce qu'il exige chaque fois un effort exagéré et douloureux : pour éviter cet effort, il préfère le « laisser-faire ».

L'appréhension de l'effort, voilà à quoi se réduit en dernière analyse l'aboulie du tuberculeux, effet qui, à travers son asthénie, lui apparaît toujours grossi, exagéré, hors de proportion avec la réalité. « Pourquoi ne faites-vous pas cela? — Parce que cela m'ennuie, je le ferai un autre jour, laissez-moi *tranquille.* » Toute la pathologie de la volonté du bacillaire se résume en ce mot. L'aboulie est le retentissement sur les centres supérieurs de l'asthénie organique, elle en est l'expression psychique de même que la paresse et le besoin de repos en sont la manifestation objective.

Elle cède devant une impulsion suffisante et disparaît avec l'entraînement. « Il n'y a que le premier pas qui coûte. » Le premier effort donné, le tuberculeux retrouve intacte et parfois même exagérée l'énergie qu'il croyait perdue. Le tuberculeux « lancé », ne peut plus s'arrêter.

Conclusion : le tuberculeux a besoin d'être « secoué » et « entraîné ». C'est au sanatorium que s'apprécient le mieux les merveilleux résultats de l'entraînement. Le malade doit être « entraîné » non seulement pour son traitement, mais aussi pour les faits les plus insignifians de la vie ordinaire de même qu'un sportsman s'entraîne aux exercices physiques. L'influence de la volonté sur la vie organique est plus grande qu'on ne le pense. Beaucoup de symptômes ont leur étiologie psychologique.

La toux, par exemple. On peut faire l'éducation de son malade et lui apprendre à ne pas tousser inutilement, à éviter la toux sèche.

Detsweiler « apprend à ses malades à ne pas tousser en leur disant cette simple phrase : « Quand vous avez une démangeaison en public, vous ne vous grattez pas. Eh bien! la toux sans crachats, c'est le grattage de la gorge qui démange. Ne vous grattez pas la gorge en public[1]. »

La perte de l'appétit est souvent due à l'aboulie : le tuberculeux ne mange pas parce qu'il n'a « pas envie », parce qu'il ne veut pas « se forcer ». Donnez-lui des compagnons de table qui mangent beaucoup, habituez-le à se forcer, et vous arriverez non seulement à la guérison rapide de son inappétence, mais encore à cette suralimentation prodigieuse qui, au sanatorium, étonne si souvent les visiteurs. C'est peut-être chez le tuberculeux que le vieux dicton populaire : « l'appétit vient en mangeant », trouve sa plus frappante application.

En résumé, au point de vue de la volonté, deux aspects opposés chez le phtisique :

1° Tantôt, tenace et obstiné, il poursuit une idée fixe et concentre sur elle toute sa puissance de pensée et de vouloir, et tout ce qui le distrait de son idée lui est désagréable.

2° Tantôt, apathique et indifférent, il se plaît dans une aboulie paresseuse et insouciante, et tout ce qui vient le déranger, le tirer de sa quiétude lui est odieux.

La notion de cette dualité psychique démontre l'utilité du sanatorium et a une grande importance dans la question du traitement.

[1] Daremberg, *Traitement de la phtisie pulmonaire*, II, 224.

II Nous retrouvons du côté de l'intelligence les mêmes signes d'asthénie et d'excitation.

Nous avons vu que cette excitation pouvait se manifester au début de la tuberculose par une sorte d'épanouissement, de «floraison hâtive » des qualités intellectuelles, par un affinement parfois très accusé dans les classes peu cultivées, par une précocité remarquable chez les enfants. A cette hyperexcitabilité succède souvent l'asthénie intellectuelle, symptôme contemporain de l'asthénie organique, caractérisé par l'engourdissement et la paresse de l'intelligence et se manifestant comme l'aboulie par plusieurs signes : changement de caractère, paresse, tendance à la rêverie — appréhension de l'effort — diminution ou perte de l'attention volontaire — lenteur et difficulté du travail de la pensée, « langueur intellectuelle ».

Unie à l'aboulie, elle constitue un symptôme important : l'*asthénie psychique* qu'on retrouve chez beaucoup de tuberculeux et qui est à l'esprit ce que l'asthénie physique est au muscle. La perception de sa faiblesse musculaire conduit le tuberculeux à l'appréhension de tout effort, à la recherche du repos et de l'immobilité : le sentiment de son asthénie mentale aboutit au même résultat, à la fuite de l'effort intellectuel, à la recherche du repos de l'esprit, à une sorte d'*immobilité psychique* Le malade asthénique, s'il n'est pas sollicité par une excitation suffisante, garde indéfiniment l'immobilité, éprouve sur son lit où sur sa chaise longue une sensation paresseuse de repos et de bien-être qui lui rend pénible tout déplacement, tout changement d'attitude : « Laissez-moi tranquille. » Un phénomène comparable se passe du côté de l'intelligence : l'esprit se plaît dans une sorte de langueur rêveuse et inactive et tout ce qui vient troubler cette immobilité psychique, effort ou mouvement, est une souffrance pour le malade.

Enfin, cette paresse psychique, comme la paresse physique, cède devant une excitation assez énergique pour servir de coup de fouet. Et ceci nous montre que, malgré cette aboulie et cette asthénie mentale, les facultés intellectuelles restent intactes : il n'y a en somme, au niveau des centres psychiques, qu'un phénomène d'inhibition.

Les modifications de l'intelligence et de la volonté que nous venons d'étudier sont-elles spéciales à la tuberculose ?

Il est vraisemblable qu'il y a là des caractères et des tempéraments plutôt que des troubles pathologiques.

L'intelligence et la volonté réagissent sous l'influence de la maladie et suivant l'individualité des malades, suivant leur caractère et leurs états antérieurs. La maladie stimule les uns, déprime les autres, agent d'excitation chez les premiers, agent de paresse et d'asthénie chez les seconds. Cependant, et quels que soient leurs facteurs étiologiques, quelques conclusions peuvent se dégager de toutes ces modalités et de toutes ces variations :

1° La volonté et l'intelligence du tuberculeux paraissent habituellement normales ;

2° Toutefois, elles peuvent présenter des modifications variables avec le malade, avec les formes et les moments de la maladie : excitation, hyperexcitabilité chez les uns, dépression et asthénie chez les autres.

3° L'asthénie psychique est intimement liée à l'asthénie physique, à la dénutrition, à la déminéralisation, à l'intoxication tuberculeuse générale.

L'hyperexcitabilité est comme l'optimisme un phénomène d'excitation lié à la sensation factice de vigueur et de santé.

CHAPITRE II

LE CARACTÈRE

La sensibilité morale du tuberculeux est presque toujours exagérée. Il appartient à la classe mal définie et sans cesse grandissante des *névropathes*.

Cette *hyperesthésie* se manifeste en premier lieu dans la perception du monde extérieur. Le tuberculeux *sent* avec plus de finesse et plus de vivacité et perçoit des variations et des nuances qui échappent facilement aux sens d'une personne normale. Il aime la nature et colore ses impressions d'un peu de poésie. Ces crises de sentimentalisme s'observent surtout au moment des rémissions de la maladie, lorsque le tuberculeux, amélioré, semble renaître à la vie et marcher vers la guérison.

Le caractère subit l'influence profonde de cette hyperesthésie. Celle-ci complique souvent cet état de dépression paresseuse que nous avons appelé « immobilité psychique », et le malade se trouve alors dans un état de passivité où la part de sa personnalité est réduite au minimum, et la part des circonstances extérieures au maximum. D'où deux modifications principales du caractère : instabilité et irritabilité.

1° *Instabilité*. — La mobilité et l'inégalité d'humeur

sont des traits presque constants. A chaque variation de cette humeur changeante correspondent souvent un état organique, une impression viscérale quelconque. Gai, tendre, aimant, expansif à ses moments de bien-être ou de « mieux », il devient triste, taciturne, désagréable, misanthrope à ses moments de souffrance ou d'aggravation. On peut trouver à chaque « noir » une origine organique.

2° *Irritabilité*. — Le poitrinaire est susceptible, irritable, ombrageux, grincheux, fantasque et insupportable, souvent malgré lui, parce qu'il est l'esclave d'impressions viscérales presque toujours inconscientes. « Mon poumon est de mauvaise humeur aujourd'hui », me disait un de mes camarades. Sous cette boutade se cachait une pensée profondément juste.

Il y a, au contraire, *anesthésie pour autrui*, et la plupart des tuberculeux sont égoïstes, exigeants et ingrats. Chez quelques-uns (enfants, jeunes malades), on peut observer cependant une exagération de l'affectivité : le malade devient tendre, aimant. Mais dans bien des cas cette affectivité est passive et n'est qu'une manifestation intéressée de l'égoïsme. Cet égoïsme surtout marqué chez le tuberculeux qui se soigne, qui veut vivre, s'exagère, s'exacerbe avec les progrès de la maladie. Analogue à cet égoïsme « conservateur » qu'on trouve normalement chez les vieillards, il ne représente, en somme, qu'une réaction de défense, ce n'est qu'une exaspération de l'instinct de conservation, c'est le geste instinctif du noyé qui, avant de disparaître, se cramponne, désespérément, à tout ce que sa main rencontre.

Ces troubles de la sensibilité et du caractère sont-ils particuliers à la tuberculose ?

L'hyperesthésie s'observe dans beaucoup de maladies et principalement dans les maladies chroniques où le sujet est livré à lui-même, à une sorte de vie végétative faite de silencieuses solitudes et de longues immobilités. Les modifications du caractère, mobilité et susceptibilité sont de même un fait banal de maladie. Les affections chroniques retentissent presque toujours sur le « moral » du malade et « aigrissent » son caractère. Enfin, les modifications de l'affectivité ne sont pas davantage spéciales à la tuberculose. Chez certains (enfants en particulier), toute maladie détermine une exagération des sentiments affectifs. Chez d'autres (personnes âgées), elle détermine au contraire de l'égoïsme.

En résumé, la tuberculose modifie la sensibilité et le caractère du tuberculeux à l'égal des maladies chroniques. Ces modifications ne sont que la réaction psychique provoquée dans les centres supérieurs par des impressions anormales parties des organes malades.

CHAPITRE III

L'ÉTAT D'AME

Deux divisions s'imposent :
1º L'état d'âme provoqué, *expérimental* ;
2º L'état d'âme spontané, *observé*.

I. **L'état d'âme provoqué**. — Le diagnostic de tuberculose influe diversement sur l'imagination des malades. Il faut d'abord tenir compte de la manière dont il est fait (révélation du médecin plus ou moins brusque, déductions personnelles), il faut tenir compte ensuite du malade, de son caractère, de sa situation sociale, etc., et enfin et surtout, des événements, des symptômes qui ont motivé le diagnostic.

D'une manière générale, nous avons vu que l'émotion produite est moins fréquente, moins vive, moins durable qu'on ne le croit habituellement.

Nous avons vu que :

1º Cette quasi-impassibilité contraste surtout avec l'émotion de l'entourage (crises de larmes des mères de famille, les « est-ce possible ! », etc.).

2º Il y a plutôt « ennui » qu'émotion. Dans l'inquiétude du moment, les préoccupations étrangères à la maladie jouent un grand rôle, (« les qu'en dira-t-on ! », préjugés sur le titre de poitrinaire, etc.).

3° Très souvent même il y a incrédulité et résistance extraordinaires, soit de la part du malade, soit de la part de l'entourage,

4° Enfin, l'impression fâcheuse est de courte durée et fait place à l'oubli, à l'habitude, à l'indifférence.

Cette indifférence s'observe surtout dans les formes où le diagnostic ne se fait que par les signes stéthoscopiques, sans symptômes subjectifs capables de « frapper » le malade.

Cependant l'anxiété peut s'observer chez certains malades d'une classe cultivée, chez certains étudiants en médecine, chez des sujets ayant l'habitude de s'observer et de « s'écouter », dans les formes à début impressionnant : hémoptysies, fièvre, etc. Si le malade est fort, il réagit vite et puise dans la connaissance de son diagnostic et de sa curabilité une volonté et un sang-froid énergiques pour lutter contre le mal. Au contraire, le malade faible, timoré, ne réagit pas, s'abandonne et tombe dans une dépression morale qui peut être fâcheuse pour le traitement. Mais c'est une exception.

En résumé, deux traits *généraux* chez le tuberculeux au moment du diagnostic :

1° Difficulté à se laisser convaincre ;

2° Facilité à se consoler.

II. **L'état d'âme spontané.** — Là encore il y a non pas un malade, mais des malades, et cet état d'âme présente des modalités variables avec les périodes, avec les symptômes, avec le milieu, avec le malade. Nous avons vu des indifférents, des inquiets, des insou-

ciants, des méticuleux, des hyperexcités, des tranquilles, des anxieux, des résignés, des pessimistes, des
optimistes. Nous avons vu que le même malade pouvait présenter, à quelques heures d'intervalle, les états
d'âme les plus opposés : il passe de l'insouciance à la
mélancolie, de l'extrême confiance à l'extrême découragement, est poussé tantôt à exagérer les précautions,
tantôt à multiplier les imprudences.

Mais, de même que, malgré les oscillations quoti-
diennes d'une courbe de température, il est facile de se
rendre compte de sa marche et de sa tendance générales, de même les oscillations si nombreuses de cet
état d'âme se prêtent à une vue d'ensemble. De ce
polymorphisme déconcertant on peut tirer, sinon une
idée, du moins une impression générale.

1° Signalons d'abord ce fait, plus d'une fois mis en
évidence au cours de cette étude : chaque facette de
l'état d'âme du tuberculeux correspond habituellement
à un incident organique défini ; l'état d'âme du tuberculeux est *symptomatologique*, mais ses variations ne
sont pas proportionnées avec ces états organiques. Le
jugement porté par le malade sur ses symptômes est
absolument subjectif. « Les tuberculeux, dit Dett-
weiler, qui a bien voulu nous répondre à ce sujet, manquent presque tous d'objectivité dans l'appréciation de
leurs états. (Den Meisten fehlt die Objectivität.) »

2° D'une manière générale, le tuberculeux ne se
préoccupe guère de son état. Il y a une disproportion
frappante, évidente, entre cette préoccupation et la
gravité de son mal. Les formes hypocondriaques sont
rares. Ce fait, d'observation facile et connu de tout le

monde est presque « normal » tant il est fréquent. On l'a désigné sous le nom d'*optimisme* et ce mot s'associe en effet presque instinctivement au mot de tuberculose. Mais nous allons voir qu'il est souvent impropre, exprime mal ce qu'on veut lui faire dire et ne répond pas toujours à la complexité de l'état d'âme du tuberculeux.

Chez le malade qui ne connaît pas son diagnostic, l'optimisme se réduit le plus souvent à l'*ignorance*.

Le malade ne s'inquiète pas parce qu'il ne sait pas qu'il est poitrinaire, et cette indifférence est chose bien naturelle. Toutefois, cette ignorance devient dans certains cas de l'*aveuglement* : le malade ne voit pas la signification des symptômes les plus significatifs, son diagnostic est écrit sur lui en toutes lettres lisibles pour tout le monde, excepté pour lui-même. Il semble s'obstiner à ne pas voir, et cet aveuglement exagéré jusqu'à l'invraisemblance persiste souvent jusqu'au tombeau.

Lorsque le malade sait qu'il est tuberculeux, on est étonné de le voir souvent si indifférent, si insouciant, si « distrait ». Mais cette indifférence ne tient pas à un optimisme pathologique, elle est, en somme, aussi naturelle que celle du tuberbuleux ignorant : le malade ne souffre pas, n'éprouve rien ou seulement quelques symptômes insignifiants, inoffensifs, sans rapport avec le mot funèbre de phtisie. Il se trouve dans le même état qu'un syphilitique qui, un ou deux ans après son chancre, n'éprouvant rien d'anormal, ne pense plus à sa maladie, néglige son traitement ou ne se traite que « par acquit de conscience ». Il ignore sa maladie.

Ou bien, après quelques alternatives de rechutes et d'améliorations, il jouit d'une heureuse trêve. Il a vite oublié son poumon. Il a de l'appétit « c'est l'essentiel », il se sent fort, son instinct génésique le sollicite, il se croit guéri. C'est de l'indifférence, de l'insouciance, mais ce n'est pas encore de l'optimisme.

L'optimisme (abstraction faite, bien entendu, de toute réminiscence philosophique), est un état d'ignorance ou plutôt d'illusion qui, non seulement empêche le malade de se rendre compte de la gravité de son mal et lui laisse aux heures les plus sombres une confiance imperturbable dans sa guérison, mais encore lui laisse croire qu'il va mieux, alors qu'il est plus mal. C'est, dit Letulle, « une sorte d'illusion délirante chronique ». L'optimisme, disait Candide, « c'est la rage de soutenir qu'on est bien quand tout est mal ».

Cet optimisme peut exister dès le début, mais c'est chez le tuberculeux avancé qu'il est le plus fréquent et le plus accusé. Il se manifeste par des signes caractéristiques sur lesquels nous avons longuement insisté : projets — comparaison — atténuation et explication des symptômes — sensation factice de santé ou de guérison, euphorie. Il se complique presque toujours d'hyperexcitation et d'insouciance. Il existe partout, à l'hôpital où il s'unit à la résignation, au sanatorium même, indéniable, mais masqué par l'auto-observation, voilé par une indifférence en quelque sorte professionnelle. Enfin, il existe chez presque tous, facile à mettre en évidence quand il n'est pas éclatant.

Les pessimistes sont rares. Sauf dans quelques formes aiguës ou à début bruyant, ils sont loin d'être convaincus. Les optimistes aiment à « poser » au pessimiste, au résigné, au philosophe, au découragé : il suffit de les observer quelques instants pour les prendre en flagrant délit de contradiction.

Signalons deux faits constants que nous avons eu l'occasion de vérifier à chaque pas :

1° L'optimisme existe rarement à l'état chronique. Presque toujours il suit une marche parallèle à la marche des symptômes, s'exagère au moment des accalmies et des périodes euphoriques, disparaît et fait place à une inquiétude plus ou moins pessimiste au moment des recrudescences (hémoptysies, fièvre, etc.) et des aggravations ;

2° Il s'affirme d'autant plus que s'assombrit le pronostic. Dans les derniers jours de la maladie on le voit survenir d'une manière à peu près constante, même chez des malades jusque-là sincèrement pessimistes. Il s'accompagne alors d'une euphorie étrange, caractéristique, constituant habituellement un signe précurseur de l'issue fatale.

En résumé, deux traits généraux dans l'état d'âme spontané des tuberculeux :

1° L'*indifférence*. — Indifférence du diagnostic, du pronostic et du traitement. Elle peut s'observer dans d'autres affections chroniques et, d'autre part, n'est pas absolument constante dans la tuberculose ;

2° L'*optimisme*. — Optimisme du diagnostic au début : *le malade ne croit pas être tuberculeux.* Optimisme du pronostic, à la fin : *le tuberculeux ne croit pas être malade.* Mais, là encore, il y a des exceptions : il y a des non-optimistes et des pessimistes.

Enfin, ce trait n'appartient pas exclusivement à la tuberculose, d'autres malades peuvent se faire illusion sur leur état[1].

L'espoir et l'illusion sont un besoin naturel à l'homme et surtout au malade. Il espère toujours et malgré tout, parce qu'il ne pense pas à la mort ou parce qu'il en a peur. « Si assuré qu'il soit de mourir, dit A. Dumas, l'homme malgré lui, se croit toujours plus de temps à vivre qu'il n'en a réellement. La vie est la dernière habitude qu'on veut perdre parce que c'est la première qu'on a prise. » Mais jamais chez le malade ordinaire on n'observe poussées jusqu'à l'invraisemblance, cette ténacité à espérer contre tout espoir, cette obstination à ne pas vouloir être malade. Il faut reconnaître qu'il y a bien là un phénomène anormal, pathologique, difficile à expliquer.

Pathogénie de l'optimisme ? — L'optimisme se réduit, en somme, à une illusion.

Cette illusion peut s'expliquer au début par l'insignifiance des symptômes souvent extra-pulmonaires, peu proportionnés avec le tableau qu'évoque instinctivement le mot de « poitrinaire ». L'évolution de la maladie se manifeste par des signes exclusivement perceptibles à l'oreille du médecin. Il y a *peu de signes subjectifs*. Rien ne rappelle au malade qu'il est tubercu-

---

[1] « J'ai vu hier en consultation, nous écrit M. le professeur Grasset, une vieille dame qui m'a, toute sa vie, tourmenté par son hypocondrie, ses préoccupations d'elle-même : elle a actuellement une pneumonie double avec forte dyspnée ; elle en mourra, et elle nous tourmente pour que nous la laissions lever, disant qu'elle n'a rien. »

leux, et au tuberculeux qu'il est malade : De même, une personne peut porter toute sa vie un nævus immense au milieu du dos et ne s'en doutera jamais si personne ne le lui apprend. A l'appui de cette explication se range ce fait presque constant chez le poitrinaire : son optimisme disparaît au moment des hémoptysies, au moment des poussées de température ou des pertes de poids, en un mot dès qu'un incident le rappelle à la réalité. Mais d'un autre côté, nous avons vu que des symptômes même effrayants comme l'hémoptysie, ne produisaient pas toujours une impression pénible. De plus, apparaissent à la fin de la maladie des signes très évidents comme la dyspnée, la cachexie, mais le malade ne les voit pas, nous avons cité le cas (fréquent d'ailleurs) du moribond qui se regarde dans un miroir et s'écrie : « J'ai meilleure mine aujourd'hui ! »

Un facteur plus important intervient dans cette pathogénie : *l'absence de l'élément douleur.* Le poumon ne souffre pas. Les granulations s'agglomèrent, les tubercules se ramollissent le parenchyme s'ulcère et se détruit sans donner au phtisique une perception douloureuse.

La souffrance est le symptôme qui préoccupe le plus le malade. Il établit une proportion instinctive entre la gravité de son mal et la douleur qu'il lui procure. Fréquente est cette réponse du malade à un pronostic sévère du médecin : « Mais je ne souffre pas ! » Les affections douloureuses donnent une physionomie inoubliable : les dyspeptiques, les cancéreux, les goutteux, les tabétiques, les urinaires et les utérines sont loin de ressembler aux autres malades. Les crises de l'entérite muco-membraneuse désagrègent souvent le « moral » du sujet. L'atroce martyre de la fissure à l'anus peut pousser le patient au suicide.

La douleur est une chaîne qui captive, fixe, rive l'attention du patient sur son mal. Par son intensité ou sa persistance, elle l'obsède et l'empêche de penser à tout ce qui n'est pas elle. Il est comme hynoptisé sur son organe souffrant, presque insensible au monde extérieur.

Au contraire, le malade qui ne souffre pas oublie volontiers qu'il est malade. Son attention n'étant plus sollicitée par cette affection silencieuse, se détache vite de l'organe atteint. Et en effet, le même état d'âme peut se retrouver dans les affections indolores. Dans la blennorrée, le sujet qui ne souffre pas peut oublier l'humidité matinale de son urètre, il néglige vite son traitement et revient au « fruit défendu », Le syphilitique peut oublier son chancre et ses ganglions et négliger son traitement. Mais il faudrait se garder de généraliser : le porteur de l'éternelle « goutte militaire » est quelquefois aussi un neurasthénique et un hypocondriaque. et le spécifique hanté par la menace du tertiarisme peut tomber dans cet état de mélancolie dépressive que Diday a décrit sous le nom d' « anxiété syphilitique ». De même, l'albuminurique qui souffre peu ou point présente souvent au début un état neurasthénique spécial. Les porteurs de varicocèle peuvent tomber dans un état d'esprit disproportionné avec leurs symptômes douloureux, dans une hypocondrie inexplicable qui peut même les mener au suicide.

L'absence de douleur ne suffit donc pas pour expliquer l'optimisme.

Dans certains cas, il semble que *l'auto-suggestion* joue un grand rôle chez le tuberculeux. En effet, non seulement le malade accuse peu de symptômes subjectifs, mais encore il cherche à les expliquer, il cherche à éloigner de son esprit l'image sombre de la tuberculose. Non seulement il ne souffre pas, mais souvent même il éprouve une griserie factice, une sensation illlusoire de force et de santé, une euphorie réelle. Son illusion est entretenue par des signes d'excitation nerveuse. Les tuberculeux qui font des projets sont ceux qui ont de l'appétit, de l'entrain, qui font des prouesses génitales en pleine hémoptysie. Cette illusion, aidée par la charitable complicité du médecin et de l'entourage plonge le malade dans un état permanent d'auto-suggestion ; il voudrait se persuader à lui-même qu'il n'est pas tuberculeux. Et on serait tenté parfois d'émettre cette pensée paradoxale ; que cet optimisme n'est que superficiel, que le tuberculeux est encore plus craintif qu'optimiste ; que, s'il ne veut pas être poitrinaire, c'est parce qu'il a peur de l'être ; que, s'il ne veut pas être malade, c'est parce qu'il a peur de la mort....

Mais toutes ces considérations ne peuvent expliquer l'euphorie terminale.

Il est vraisemblable qu'il faut abandonner cette interprétation psychologique, et peut-être pourrait-on émettre quelques hypothèses sur une pathogénie plus précise.

L'asphyxie lente des derniers jours ne pourrait-elle pas produire, par accumulation d'acide carbonique dans le sang, un état anesthésique, une narcose spéciale mêlée de griserie et d'ivresse ?

Faut-il invoquer une action directe de la tuberculose sur la molécule nerveuse ? L'auto-intoxication expliquerait peut-être cette insouciance analogue à celle des intoxications lentes : morphinomanie, alcoolisme...

Dans leurs recherches sur la pathogénie de la méningite tuberculeuse MM. Vaudremer et Louis Martin ont montré que si on donne la méningite tuberculeuse à un lapin en lui injectant dans le canal rachidien une dilution de bacilles tuberculeux, et si on ponctionne ensuite le canal rachidien en série, on constate que le liquide retiré est d'abord peu toxique et faiblement chargé de tuberculine. Cette toxicité va en augmentant avec l'aggravation de la maladie, mais elle cesse à la fin de la vie de l'animal. A ce moment, les centres nerveux eux-mêmes se sont imprégnés de toxines, et si on expérimente cette toxicité, on voit qu'elle est devenue très considérable. Les centres nerveux sont saturés, ont pour ainsi dire fixé le poison tuberculeux [1]. Il ne serait pas invraisemblable de faire de l'euphorie des derniers jours un phénomène de saturation terminale.

Mais ce ne sont là que de simples et timides hypothèses nous les abandonnons à la dicussion de plus expérimentés et de moins jeunes que nous.

[1] *Etude sur la pathogénie de la méningite tuberculeuse,* Vaudremer et Louis Martin (Société de biologie, 1898).

CHAPITRE IV

Y A-T-IL UNE PSYCHOLOGIE DU TUBERCULEUX?

Les conclusions de cette étude nous ramènent à la vérité qui nous avait servi de point de départ : il n'y a pas de maladies, il y a des malades ; il n'y a pas un tuberculeux, il y a des tuberculeux. Le tuberculeux est un sujet trop varié, trop ondoyant, trop complexe pour pouvoir être généralisé et schématisé.

Tout essai de généralisation court le risque d'aboutir à une mosaïque sans vie et sans résultat, ces traits mobiles et insaisissables ne se prêtent pas aux lignes géométriques d'un schéma.

Ce polymorphisme même constitue un des traits les plus nets de la psychologie du tuberculeux, nous l'avons retrouvé à propos de son état intellectuel, de son caractère et de son état d'âme. Il ne doit pas nous surprendre.

En effet, la psychologie d'un malade est déterminée par le conflit et l'action réciproque de deux éléments essentiellement variables :

1° *Un terrain :* le malade. Terrain impossible à préciser, variable à l'infini avec le milieu, les circonstances, l'âge, l'éducation, la condition sociale, les antécédents et l'état d'esprit actuel. Terrain d'autant plus difficile à définir que le tuberculeux est presque toujours un névropathe, c'est-à-dire un être changeant, mobile, instable, ne ressemblant pas à lui-même à quelques instants d'intervalle, répondant à des impressions légères par des réactions exagérées, passant avec la plus grande facilité d'un extrême à l'autre, volontiers contradictoire et paradoxal.

2º *Une cause morbide :* la maladie, c'est-à-dire un ensemble de manifestations très diverses, symptômes, états organiques, impressions viscérales, souvent inconscientes.

Le malade nous est souvent inconnu : sa personnalité, la diversité de ses traits et les influences auxquelles il est soumis échappent facilement à notre investigation. La maladie seule nous est connue, et encore faut-il laisser de côté l'élément inconscient, donc imperceptible, dont nous avons parlé. Et c'est en l'étudiant, en l'accompagnant dans ses étapes et ses manifestations que nous sommes arrivé à ces conclusions :

1° Nous avons pu mettre en regard de la plupart des états psychiques un état organique défini, ce que nous résumons en disant que l'état d'âme du tuberculeux est habituellement *symptomatologique.*

Exemples : A l'aboulie et à l'asthénie intellectuelle correspond l'asthénie physique ; au contraire, à l'hyperexcitabilité correspondent la sensation de vigueur et l'excitation physique ; à l'optimisme, à la joie de vivre, à l'insouciance correspondent les améliorations, les rémissions ou les heures d'euphorie ; au contraire, aux heures d'aggravation, aux hémoptysies, aux poussées

de température correspondent des « crises de noir » et
de « mauvaise humeur ». L'indifférence et l'insouciance
sont habituelles aux débuts insidieux, à signes subjectifs peu accusés ; l'anxiété et l'hypocondrie coïncident
avec les formes aiguës et les débuts graves ; l'indifférence est plus particulière à la première période,
l'optimisme et l'euphorie sont surtout localisés à la
fin, etc.

2° Mais ces manifestations psychiques sont loin
d'être constantes.

Tous les tuberculeux ne réagissent pas de la même
manière aux mêmes états pathologiques. Aux mêmes
symptômes peuvent correspondre des états d'âme différents. Il y a *polymorphisme*.

Exemples : L'asthénie peut « faire » des abouliques
et des excités, l'hémoptysie « fait » des pessimistes
et des indifférents, des affolés et des insouciants, etc.

3° Non seulement ces réactions varient avec les
tuberculeux, mais encore ne sont pas les mêmes chez
le même malade considéré à des moments différents.
Au polymorphisme s'ajoute l'*instabilité*. Le malade
passe sans motif apparent d'un extrême à l'autre,
réalisant de continuelles contraditions et d'inexplicables paradoxes. En face de chaque observation il est
facile de placer une observation contradictoire. C'est
ce phénomène d'exagération et de disproportion constantes que nous avons désigné sous le nom de « faiblesse irritable ».

Exemples : Il y a des abouliques, mais il y a des
obstinés ; il y a des asthéniques, et des hyperexcités ;
des aimables et des insupportables ; des tendres et des

grincheux ; des affectueux et des égoïstes ; des joyeux et des mélancoliques ; des résignés et des découragés, etc.

4° Cependant, malgré cette instabilité, les tuberculeux ont une expression commune, des traits analogues, comme un « air de famille » comme une ressemblance qui les rapprochent et les distinguent des autres malades. Parmi ces traits, certains semblent particuliers, *personnels* au tuberculeux. En effet, ils ne varient guère avec l'individualité des malades, ils résistent à l'éducation et à l'entraînement, ils apparaissent dans toutes les classes et dans tous les milieux.

Exemples : L'indifférence, l'optimisme, l'insouciance, l'hyperexcitabilité, les modifications de la volonté et du caractère : nervosité, éréthisme, égoïsme. De même dans le tableau symptomatologique d'une maladie, au milieu de la confusion encombrante des signes banals et contingents, se dressent quelques signes principaux, caractéristiques, pathognomoniques qui, seuls, ont une valeur absolue pour le diagnostic.

Mais y a-t-il des signes pathognomoniques dans la psychologie du tuberculeux ? La tuberculose peut-elle imprimer à un individu des traits indiscutables, qui n'appartiennent qu'à elle ?

Non, car : 1° les symptômes psychiques de la tuberculose ne se montrent pas chez tous les tuberculeux ; 2° ils peuvent se montrer en dehors de la tuberculose.

L'optimisme lui-même qui semblait si caractéristique n'échappe pas à cette loi générale. Il n'y aurait donc pas, à proprement parler, une psychologie de la tuberculose.

Quelle est donc la part de la tuberculose dans l'état mental du tuberculeux ?

Elle agit :

1° *Comme maladie.* — La psychologie du tuberculeux est la psychologie d'un malade, c'est la réaction d'un tempérament, d'un caractère, en présence des anomalies ou des souffrances de la vie organique. Les états et les conditions d'existence imposés au malade par sa maladie ne font que mettre en lumière ou exagérer des traits qui seraient restés latents ou atténués sans elle, mais qui auraient pu se révéler tout aussi bien à propos d'autres causes ;

2° *Comme maladie chronique.* — Par sa longueur, par les habitudes qu'elle supprime et les besoins nouveaux qu'elle crée, elle entraîne inévitablement du côté des facultés intellectuelles, du caractère et de l'état d'âme, des modifications analogues à celles observées dans les maladies chroniques ;

3° *Comme maladie chronique indolore.* — L'absence de l'élément douleur est, nous l'avons vu, un facteur important dans l'état d'âme du tuberculeux, elle paraît sinon expliquer du moins, motiver son indifférence, son insouciance et peut-être son optimisme. Mais nous avons vu que cet optimiste avait vraisemblablement une autre pathogénie étroitement liée à l'évolution même de l'infection tuberculeuse.

Malgré le polymorphisme et l'instabilité de cet état psychique, malgré l'insurmontable difficulté d'une généralisation et d'un schéma, il faut reconnaître au tuberculeux des traits qui lui sont personnels, qui l'ont distingué, le distinguent et le distingueront toujours des autres malades, lui gardant au milieu de tous une physionomie originale et vite *reconnue*, traits que ni la maladie, ni la chronicité, ni l'indolence ne peuvent expliquer, que l'on peut très vraisemblablement rattacher à une action directe de la tuberculose.

Et on pourrait dire, il me semble, qu'il n'y a pas une psychologie de la tuberculose, mais qu'il y a *une psychologie des tuberculeux*.

CHAPITRE V

LA PSYCHOLOGIE ET LE MÉDECIN

L'étude de l'état mental du tuberculeux n'a pas un intérérêt seulement spéculatif. Elle fournit des conclusions utiles pour le médecin.

Elle peut être utile au point de vue du diagnostic : certains symptômes du début, comme l'aboulie, la neurasthénie intellectuelle, le nervosisme peuvent être assez accusés pour s'ajouter aux « petits signes » de probabilité dont le faisceau constitue le diagnostic précoce.

Mais c'est au point de vue du traitement que la psychologie a les conséquences les plus importantes. « Il est absolument nécessaire de connaître la psychologie des tuberculeux si on veut les guérir » (Daremberg). Nous allons l'étudier dans ce but au début de la maladie, pendant son cours et à la fin.

1° **Au début**. — Une première question se pose très grave, très actuelle : faut-il dire au malade qu'il est tuberculeux ?

Nous avons vu qu'il est d'usage de cacher au tuberculeux la nature et la gravité de son mal. Les médecins, soit par crainte « d'effrayer » le malade, soit

même par crainte de l'entourage, font exceptionnellement le diagnostic de tuberculose au début, et ce
préjugé sentimental a pour conséquence désastreuse de
reculer le diagnostic à la période d'ulcération et d'éli-
mination, au moment où la science, tristement impuissante, est obligée de céder devant l'irrévocable « trop
tard ! »

Cette habitude, justifiée à l'époque où le terme de
poitrinaire était à peu près synonyme d'incurable, est
aujourd'hui en contradiction formelle avec nos connaissances sur la curabilité de la bacillose. Depuis que
la netteté des statistiques et des observations cliniques
et nécrologiques ont démontré la curabilité des lésions
tuberculeuses au début, il semble que les chances de
guérison soient en raison directe de la précocité du
diagnostic. Le médecin qui hésite à prononcer le mot
tuberculose devant son malade perd un temps précieux
et sacrifie la guérison à une question de sentiment.

La sincérité, en pareil cas, est d'autant plus justifiée
que nous avons montré qu'il ne faut pas exagérer l'impression du diagnostic sur le tuberculeux.

Nous nous sommes efforcé de montrer que la première émotion est presque toujours légère et de peu de
durée, *hors de proportion avec l'effet qu'on serait en
droit d'attendre*. Le diagnostic est loin d'apparaître au
malade, comme un arrêt de mort, et si, comme l'affir-
ment quelques auteurs, on observe parfois une véritable neurasthénie à sa suite ; si, chez les étudiants et
les médecins la constatation du bacille de Koch sur la
lamelle peut provoquer un affaissement moral et phy-

sique capable d'assombrir le pronostic, il faut reconnaître que ce sont d'exceptionnelles observations.

Et notre affirmation est appuyée par deux faits faciles à constater :

1°. Le diagnostic impressionne l'entourage plus que le malade ;

2° Non seulement cette impression est ordinairement peu intense, mais encore, et très souvent, on se heurte chez lui à une incrédulité remarquable : le médecin, presque toujours taxé d'exagération, est obligé de *lutter* avec le malade pour lui *démontrer* qu'il est tuberculeux.

D'abord, à la première émotion succède bientôt l'indifférence. Le malade ne se croit pas et ne se voit pas tuberculeux. Comment le convaincre de la nécessité d'un traitement long et rigoureux s'il se croit atteint d'un « rhume sans importance ? » Comment le décider à sacrifier ses ambitions et ses plaisirs, à renoncer à ses attaches mondaines et à ses occupations professionnelles si nous ne lui démontrons pas que sa santé est à ce prix ? si nous ne lui disons pas qu'il est tuberculeux ? « Il n'est pas nécessaire, écrivait il y a quelque jours M. Mouisset, de dire à un malade qu'il est tuberculeux pour obtenir une obéissance parfaite... On peut tout dire, tout prévoir, à condition de ne pas prononcer le mot de tuberculose[1]. »

Mais nous avons vu que cette « obéissance parfaite » est difficile à obtenir même chez le poitrinaire « qui sait », même chez le poitrinaire sérieusement malade

[1] *Lyon médical*, 22 décembre 1901.

que sera-ce donc s'il ne se croit pas poitrinaire, s'il ne se croit pas malade !

Et cela est si vrai que le tuberculeux lui-même en convient. Cette franchise qui semblait inhumaine est bienfaisante, et le malade est le premier à en reconnaître la nécessité. Au sanatorium, beaucoup de malades se plaignent de ne pas avoir été avertis assez tôt. « Tout le monde ici vous dira la même chose, me disait un pensionnaire d'Hauteville, nous ne comprenons pas qu'il y ait des médecins qui nous cachent le diagnostic de tuberculose de peur de nous effrayer. Car, en premier lieu, cette révélation n'afflige pas beaucoup, et ensuite, si on m'avait averti dès le début de ma bronchite, je me serais soigné depuis longtemps et, à cette heure, je serais guéri ».

Tous les auteurs qui ont écrit à ce propos expriment la même idée :

Grancher : « Sauf circonstances exceptionnelles, quand vous aurez reconnu un malade tuberculeux, dans son intérêt et malgré la dureté de la tâche, il faut lui dire la vérité[1]. »

Daremberg : « Le tuberculeux ne doit pas ignorer qu'il est gravement malade, qu'il doit tout sacrifier pour sa guérison. Le médecin qui ne le prévient pas, de peur de l'effrayer, est coupable… S'il ne dit pas toute la vérité à son malade, il lui fait perdre presque toutes les chances sérieuses de complète guérison, sa responsabilité est accablante[2] ».

---

[1] *Bulletin médical*, 1895, p. 817.
[2] *Traitement de la phtisie pulmonaire*, I, p. 5.

Landouzy: « Avec la précocité et la certitude diagnostiques qui mènent à la curabilité de la tuberculose pour le malade, à son évitabilité pour l'entourage, c'en est fini des préoccupations sentimentales qui hantaient nos pères. Tout individu suspect ou convaincu de tuberculose a droit à toutes les vérités[3] ».

Brouardel: « Le devoir est difficile, mais il faut avoir le courage de parler net si on ne veut se rendre coupable d'une mauvaise action [4] ».

La nécessité de parler, d'informer le malade et sa famille est une conséquence logique de la notion de curabilité. Quand un malade se présente à nous avec un chancre induré nous ne lui disons pas de peur de l'effrayer qu'il n'a pas à s'inquiéter, que « c'est peu de chose », que « cela passera. » Mais, bien au contraire, nous n'hésitons pas à prononcer toutes les lettres redoutables du mot « syphilis », et pour l'obliger à se soigner longtemps et malgré sa bonne santé apparente, nous n'hésitons pas à le menacer du tertiarisme suspendu sur sa tête comme une éternelle épée de Damoclès. Le tuberculeux n'a pas droit à moins de vérité que le syphilitique.

Une deuxième question se pose: Mais faut-il dire *toujours* la vérité?

Le problème se complique. Il est certain que la révélation du diagnostic impressionne diversement les malades. Si la plupart l'acceptent avec facilité, il y a toutefois des exceptions. C'est au tact du médecin de découvrir ces exceptions, d'apprécier les cas dans les-

[3] Congrès de Naples.
[4] *La lutte contre la tuberculose*, p. 113.

quels la sincérité pourrait être nuisible au malade et produire sur son impressionnabilité l'effet d'un « coup de massue ».

« J'en suis arrivé pour ma part, nous dit M. le Dr Vaudremer de Cannes, à un éclectisme nécessaire. Il est indispensable, au point de vue humain et au point de vue médical de n'agir qu'après connaissance du malade psychique et de sa force d'âme. Je ne dis pas à un tuberculeux quel est son mal sans l'avoir étudié tout d'abord et sans savoir s'il est vraiment un homme. Je sais bien que cette règle n'est pas celle qu'on conseille, mais elle est humaine et elle est imposée par la clinique, cela me suffit. »

On peut conclure en disant que le médecin doit annoncer au malade son diagnostic toutes les fois qu'il sera convaincu de l'utilité de cette révélation, c'est-à-dire dans presque tous les cas où la tuberculose est à son début.

Troisième question : Comment faut-il annoncer cette vérité ?

Là encore les paroles devront varier avec chaque malade. D'une manière générale une formule brutale est inutile et inhumaine. « Quelle que soit la pusillanimité du patient, nous écrit M. le Dr Malibran, directeur du sanatorium de Gorbio, le tact du médecin peut et doit faire connaître son opinion sans amener ni secousse ni dépression morale. » « Dans cette déclaration, dit Daremberg, le praticien doit être doublé d'un diplomate. »

Il y a des malades faibles et faciles à effrayer : il faudra les amener à la vérité doucement, peu à peu, « sans prendre soi-même un air effrayé », les rassurer, leur montrer que leur affection est parfaitement curable et qu'elle n'a pas cette auréole fatale de jadis : il n'y a pas de « phtisiques », il y a des « tuberculeux ». On pourra atténuer la rigueur du diagnostic en employant l'expression de Landouzy : « Vous n'êtes pas tuberculeux, vous êtes tuberculisable. »

Mais il y a des incrédules, des insouciants, des indifférents. Avec ceux-là il faut savoir se montrer « dur » à l'occasion, ne pas hésiter même à « leur faire peur » pour les obliger à accepter le traitement.

Dans tous les cas, le médecin ne devra pas oublier de joindre le pronostic au diagnostic, de dire au malade : « Vous êtes tuberculeux *mais* votre tuberculose est curable, vous guérirez. » Seule la vérité nettement acceptée et tempérée par cette certitude permettra d'exiger du malade un traitement sérieux et persévérant.

2° **Pendant.** — Le tuberculeux a un ennemi parfois aussi redoutable que son mal, c'est lui-même. Le médecin devra s'attacher à le connaître. « S'il ne connaît pas l'état psychique de ses pensionnaires, le médecin d'un sanatorium ne peut pas avoir grand succès[1] ».

1° Le médecin doit être *sévère*, parce que la volonté du poitrinaire est chancelante, inconstante ; le poitrinaire, comme tous les êtres faibles et délicats, manque de persévérance. On exige de lui un traitement long et « énervant » sans résultats immédiats. Le malade se

[1] Knopf, *les Sanatoria.*

lasse vite des haut-le-cœur de l'huile de foie de morue, de la vie végétative de sa chaise longue, et de son éternelle étiquette de tuberculeux. Il ne demande qu'à secouer le joug et à reprendre « la vie de tout le monde ». Chez ces impatients, la « mise en tutelle » peut devenir nécessaire, et le caporalisme du sanatorium rendra de grands services en suppléant par son règlement à l'affaiblissement de la volonté du malade.

Le médecin devra se défier de la sensibilité du tuberculeux sans cesse excitée, sans cesse à l'affût de sensations nouvelles. « La cure doit être une obsession » dit Daremberg.... Le phtisique qui veut guérir « doit être égoïste, il ne doit penser qu'à se soigner, qu'à se faire soigner, le corps et le cœur. Il lui est défendu, sous peine de mort, de se fatiguer, de se sacrifier pour un être aimé. C'est un amoureux de vitrine : « Fragile ». « Touchez avec précaution.[1] » Dans cette tâche, le médecin doit être inflexible : s'il veut guérir son malade, il ne doit pas être un médecin aimable cherchant à plaire à son client et à sa famille. « Quand le malade est éclairé, le médecin doit le conduire avec la traditionnelle main de fer gantée de velours. Il ne doit pas être « le bon docteur », aimable et banalement approbateur. Il doit montrer son dévouement à ses malades non pas en calant leurs oreillers et en leur versant d'émollientes tisanes, mais en étant le guide sûr et obéi[2]. »

Le tuberculeux est inconscient et demande comme un

[1] Daremberg, *Le cœur des tuberculeux* (loc. cit.).
[2] Daremberg, *L'esprit des tuberculeux* (ibid.).

enfant, une surveillance continuelle. Son éréthisme
l'expose aux plus folles imprudences, le bénéfice acquis
par le repos et un long traitement sont vite compromis
par de nouveaux excès, et c'est l'éternel « tout à recommencer ». Enfin, le tuberculeux est optimiste. La
moindre amélioration, la moindre passagère euphorie
lui donnent l'illusion facile de sa guérison et deviennent le signal d'une réaction fatale bientôt suivie
de rechute. C'est au médecin de l'empêcher de
« dérailler ».

« On ne guérit jamais qu'à la condition de ne se
croire jamais guéri. »

2° Le médecin doit régler sa conduite sur l'état
d'âme du tuberculeux. Cet état d'âme oscillant et instable varie d'un extrême à l'autre suivant les symptômes, suivant la couleur du paysage, suivant des
« riens ». Le poitrinaire est malléable et suggestible,
mais il demande une patience et un tact à toute épreuve.
La tâche du médecin consiste, suivant les circonstances
à modérer ou à exciter son ardeur.

Tantôt, confiant dans une amélioration subjective, le
tuberculeux veut s'agiter, veut « vivre » et s'écrie :
« Mais je suis guéri ! » Il faut savoir « canaliser ces
débordements d'espoir », il faut ébranler sa quiétude,
l'effrayer même pour l'empêcher de commettre des
imprudences.

Tantôt, à la suite d'une hémoptysie ou d'une aggravation, il s'affole et tombe dans un état d'esprit pessimiste et exagéré qui peut lui être funeste : Il faudra
relever son courage abattu, lui montrer que ses appré-
hensions sont vaines, tranquilliser son esprit, distraire

son imagination, faire luire à ses yeux l'espérance d'une guérison prochaine. Un peu d'illusion lui est nécessaire. Les sanatoriums allemands ne portent pas sur la porte les mots : Sanatorium pour tuberculeux », mais « Sanatorium pour guérir les maladies de poitrine[1]». On ne sauve que ceux qui ont foi dans leur guérison.

« Si la curabilité de la tuberculose n'existait pas, dit Germain Sée, il faudrait l'inventer. »

3° A la fin. — Enfin, si le malade est arrivé à la dernière période de son mal, si tout espoir de le sauver est perdu, le mensonge est licite et devient un charitable devoir, une suprême consolation que notre pitié impuissante doit au malheureux incurable et qu'il serait cruel de refuser à sa touchante crédulité.

A ce moment l'illusion doit être pieusement respectée. Tout le monde est d'accord sur cete conduite naturelle. Mais comment allier cette illusion et la question de désinfection exigée par l'intérêt de la société ?

Notre ancien Maître de Montpellier, M. le professeur Grasset a bien voulu nous répondre à ce sujet : Je me refuse, dit-il, à faire intervenir dans cette délibération la considération de l'intérêt de la collectivité ambiante. Je n'admets pas la doctrine du salut public en pareille matière, et quand je suis sûr de faire du mal au malade, je n'accepte pas de lui dire son diagnostic dans le seul but de mieux assurer la désinfec-

[1] Brouardel, *loc. cit.*

tion et de diminuer les chances de contagion pour le voisinage. Rien de hideux et d'antihumain comme l'inhospitalité avec laquelle Chopin était expulsé de toutes les auberges quand George Sand le promenait en Espagne.

D'ailleurs, de deux choses l'une : ou le milieu est intelligent ou il ne l'est pas. S'il est intelligent, il sera propre et vous obtiendrez toutes les précautions en disant le diagnostic à la famille et pas au malade. Si le milieu est inintelligent, il sera et restera sale que vous parliez ou que vous ne parliez pas.

« Il faut, disait Bénédict Teissier, laisser faire au malade le nécessaire sans lui laisser croire que c'est l'indispensable. »

Ne pouvant guérir, notre devoir sera de panser. Le mirage des derniers jours est un bienfait précieux pour le poitrinaire, et c'est au médecin « le seul homme qui ait le droit de mentir », qu'appartient la belle tâche de l'entretenir. Le mensonge consolateur soulage le malade plus que toute la chimie pharmaceutique. L'illusion est le narcotique infaillible qui lui permet d'arriver avec le moins de souffrances possible à cette guérison suprême : la mort. Notre rôle doit se borner à « mettre un peu d'huile dans cette pauvre petite lampe d'espérance dont la lumière rassurante est encore ce qu'on a trouvé de mieux pour nous aider à quitter ce bas-monde[1] ».

Et jusqu'au dernier jour, ce rôle se résume bien dans

[1] Daremberg, *Le cœur des tuberculeux (loc. cit.).*

un joli mot, plein de sagesse et de mélancolie compatissante, dernière prescription que Bénédict Teissier dictait à ses internes en passant devant ces lits où le médecin n'ose pas s'arrêter : « *Opium et mentiri* ».

CONCLUSIONS

I. Il est difficile d'écrire *une* psychologie spéciale à
la tuberculose, car il n'y a pas *un* tuberculeux, il y a
des tuberculeux. La psychologie du tuberculeux n'est
que l'ensemble des réactions psychiques provoquées
chez *un* malade par *certains* états pathologiques.

II. Le malade étant une entité essentiellement
variable et mobile, impossible à préciser, son état
mental sera nécessairement instable et polymorphe. Et
chez le tuberculeux, cette *instabilité* et ce *polymorphisme* semblent même constituer un des traits principaux de l'état psychique.

III. Cependant, à chaque facette de cet état psychique
correspond un état organique qu'il est possible de
éterminer.

L'état mental du tuberculeux semble être *symptomatologique* et se résume, dans deux phénomènes
extrêmes, parallèles aux symptômes organiques et se
succédant souvent chez le même individu : *asthénie* et
hyperexcitabilité.

IV. De plus, certains symptômes psychiques sans
être, dans tous les cas, pathognomoniques, semblent

plus particuliers à la tuberculose car la notion de *maladie chronique indolore* ne réussit pas à les expliquer d'une manière absolue. Leur pathogénie est vraisemblablement liée à l'intoxication tuberculeuse.

V. Parmi ces symptômes *l'optimisme* est le plus frappant, mais il varie avec l'évolution de la maladie :

Au début : optimisme du diagnostic : le malade ne croit pas être tuberculeux.

A la fin : optimisme du pronostic : le tuberculeux ne croit pas être malade.

VI. De ces notions psychologiques se dégagent quelques conclusions thérapeutiques importantes :

1° *Au début* de la maladie, le médecin ne doit pas hésiter à révéler le diagnostic au tuberculeux toutes les fois qu'il juge cette révélation utile.

2° *Pendant* le cours de la maladie, il doit se montrer sévère, mais sa conduite doit varier parallèlement aux oscillations de l'état d'âme du tuberculeux.

3° *A la fin*, quand le médecin a perdu tout espoir, il doit respecter celui du malade : le mensonge est un devoir

BIBLIOTHÈQUE NATIONALE R.F. IMPRIMÉS.

INDEX BIBLIOGRAPHIQUE[1]

Daremberg, L'esprit des tuberculeux (Journal des Débats du
    31 août 1899).
— Le cœur des tuberculeux (*ibid.*, 7 septembre 1899).
Letulle, Essai sur la psychologie du phtisique (Archives géné-
    rales de médecine, sept. 1900).
Tardieu, Psychologie du malade (Revue philosophique, juin
    1898).

About (E.), Germaine.
Marie Bashkirtseff, Journal.
Daudet (A.), Souvenirs d'un homme de lettres.
— Numa Roumestan.
— Les Rois en exil.
— Jack.
— Le Petit Chose.
Dumas fils (A.), La Dame aux Camélias.
— Le Fils naturel.
Goncourt (E. et J. de), Renée Mauperin.
Harraden, Ships who pass on the night.
Hugo (V.), Les Misérables.
Lamartine, Raphaël.
Lemaitre (J.), Mariage blanc.
Lorrain (J.), Coins de Byzance.
Loti (P.), Le mariage de Loti.
Mael (P.), Mer bleue.
Maupassant (Guy de), Bel-Ami.
Millevoye, Elégies.

Mirbeau (O.), Journal d'une femme de chambre.
Murger (H.), Scènes de la vie de Bohême
(Liane de) Pougy, L'Insaisissable.
Prévost (M.), Nouvelles lettres de femmes.
— Léa.
Provins (M.), Heures conjugales.
Rosny (J.-H.), L'Indomptée.
Rostand (E.), L'Aiglon.
Sardou (V.), Patrie!
Zola, Une page d'amour.

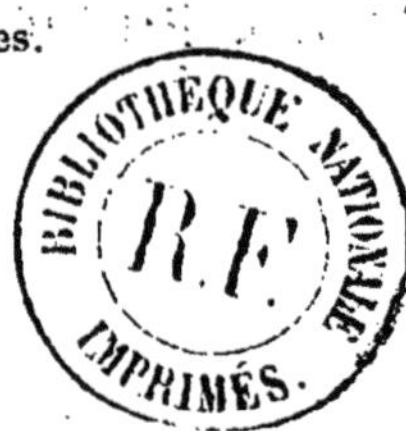
BIBLIOTHÈQUE NATIONALE R.F. IMPRIMÉS

TABLE DES MATIÈRES

Lyon. — Imp. A. REY, 4, rue Gentil. — 28605

www.ingramcontent.com/pod-product-compliance
Ingram Content Group UK Ltd.
Pitfield, Milton Keynes, MK11 3LW, UK
UKHW020210130726
13696UKWH00002B/821